U0364072

《中医适宜技术手册》编委会

中医适宜技术

手册

华中科技大学出版社

http://press.hust.edu.cn

中国·武汉

图书在版编目(CIP)数据

中医适宜技术手册/沈峰,舒劲松编著.—武汉:华中科技大学出版社,2024.4（2024.6重印）

ISBN 978-7-5772-0678-3

Ⅰ.①中…　Ⅱ.①沈…　②舒…　Ⅲ.①中医学-手册　Ⅳ.①R2-62

中国国家版本馆 CIP 数据核字(2024)第 090583 号

中医适宜技术手册　　　　　　　　　　沈　峰　舒劲松　编著
Zhongyi Shiyi Jishu Shouce

策划编辑：黄晓宇　周　琳　　　　　　　　责任校对：朱　霞
责任编辑：张　琴　　　　　　　　　　　　责任监印：周治超
封面设计：廖亚萍

出版发行：华中科技大学出版社(中国·武汉)　电话：(027)81321913
　　　　　武汉市东湖新技术开发区华工科技园　邮编：430223

录　　排：华中科技大学惠友文印中心
印　　刷：湖北恒泰印务有限公司
开　　本：787mm×1092mm　1/32
印　　张：11.75
字　　数：234 千字
版　　次：2024 年 6 月第 1 版第 2 次印刷
定　　价：69.80 元

内容简介

中医适宜技术具有操作简单方便、疗效确切应验的特点,因此目前国家倡导中医适宜技术在基层医疗机构大力推广。

本手册分为上、下两册。上册为中医适宜技术基础篇,下册为中医适宜技术应用篇。本手册内容全面,条理清晰,体系完整,具有科学规范性强、实用操作性好、系统启发性优、临床有效性高的特色。

本手册适合中医临床、康复、推拿等科室医务人员使用。

主编简介

沈峰，湖北中医药大学教授，主任医师，医学博士，硕士研究生导师，全国名中医孙国杰教授学术传承人。兼任世界中医药学会联合会中医适宜技术评价与推广委员会副会长，世界中医药学会联合会痧疗罐疗专业委员会副会长兼标准审定委员会副主任委员，中国针灸学会非物质文化遗产工作委员会常务委员，中国针灸学会科普工作委员会委员，世界针灸学会联合会对外交往工作委员会委员，武汉针灸学会秘书长等。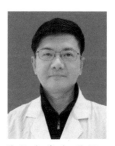

舒劲松，医学博士，副研究员，硕士研究生导师，湖北中医药大学中医学院党委常务副书记，全国名老中医药专家周安方教授传承工作室骨干成员，湖北省中医师协会常务理事，湖北省中医师协会继续教育专业委员会副主任委员等。从事高等教育管理、教学、科研及临床工作23年，主持或参与国家级、省部级和厅局级等课题15项，发表论文50余篇，参编著作5部，获湖北省高等学校教学成果奖特等奖、一等奖各1项，获全国高等中医药院校青年研究会"全国优秀中医青年"称号。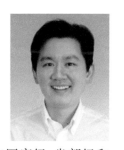

序　言

　　中医适宜技术是具有原创性的中国传统医学的重要组成部分,历史悠久,内容丰富,应用广泛,在防治常见病、多发病中具有独特优势和疗效。2023 年 2 月国务院办公厅印发《中医药振兴发展重大工程实施方案》,明确了中医适宜技术的建设任务。湖北省高度重视中医适宜技术推广工作,成立了省级中医药适宜技术推广中心,在全省开展中医药适宜技术需求调研工作,整理本地区常见病、多发病中医药适宜技术推广目录,鼓励高校和医疗单位共同编写培训教材。

　　为全面落实党中央重要决策部署,响应国家中医药管理局推广中医适宜技术要求,同时也为湖北建设全国构建新发展格局先行区贡献中医药智慧和力量,湖北中医药大学沈峰、舒劲松联合省内多家医疗单位共同组织编写了《中医适宜技术手册》,并由湖北中医药大学党委副书记、湖北省中医院党委书记、教授、博士生导师陈刚审定,旨在促进安全、有效、方便的中医适宜技术在基层推广普及和规范使用,进一步提升基层医疗卫生工作人员的专业理论水平和中医适宜技术操作能力。

　　在编写过程中,参编人员赴社区卫生服务中心、乡镇卫生院做了大量调研和访谈,并选取部分病种做了培训演练,充分了解基层医疗卫生工作者的实际需求和接受程度,真正体现了"以基层医疗工作者为中心";编写人员按照湖北省中医药适宜技术培训目录设置章节,条理清晰,语言通俗,图文并茂,并配有技术图式及要点视频资料,方便读者更直观地学习各种技术的具体操作流程,实用性、针对性、指导性极强。希望本手册的出版能够为健康湖北建设提供助力。

全国名中医

2023 年 12 月 17 日

编写说明

　　本手册分为上下两册。其中，上册为中医适宜技术基础篇，具体包括针刺疗法类、推拿疗法类、艾灸疗法类、拔罐疗法类、敷熨熏蒸疗法类、中医微创疗法类、骨伤疗法类、其他类技术八章；下册为中医适宜技术应用篇，内容涵盖中风，颈椎病，腰痛，面瘫，失眠，胃痛，呕吐，呃逆，便秘，肥胖症，痹证，遗尿，月经不调，痛经，产后乳少，不孕，不育，乳痈，肩关节周围炎，腱鞘囊肿，带状疱疹，麦粒肿，近视，耳鸣、耳聋，小儿脑瘫，高血压病，以及膝关节炎。

　　本手册内容全面，条理清晰，体系完整，编写过程中注重突出以下四大特色。

　　1.科学规范性强　本手册借鉴国家相关文件政策和要求，参考大量的行业标准、各学会的规范指南、专家学者的权威意见，定义准确，知识点详细，论据充分，充分保证内容的科学规范性。

　　2.实用操作性好　本手册为基层医疗卫生人员量身打造，以实际需求为导向，根据基层需求设置章节，基本涵盖了基层常用中医适宜技术，并注重技能水平的提高，旨在更快捷更有效地解决实际问题，帮助广大患者。

　　3.系统启发性优　本手册充分考虑到学科的知识结构和读者的认知结构，以文字为主体，辅以图片、视频等，涵盖理论阐述和临床操作,同时也注重引导学习者提升不断发现问题和解决问题的能力。

4.临床有效性高　本手册所涉及的中医适宜技术均经过临床论证,被国内中医广泛使用,安全性和有效性确切。运用中医适宜技术治疗临床常见病症的效果得到广大患者的认可。

由于我们的经验水平有一定的局限,本手册在内容和形式上尚有不足之处,希望广大读者不吝赐教,以便我们及时修订和完善。

目　录

上册

中医适宜技术基础篇

第一章 针刺疗法类

第一节 毫针技术

一、概要

毫针技术以毫针为针刺工具,在中医基础理论指导下,通过一定的手法刺激人体特定部位(腧穴),疏通经络气血、调节脏腑功能,从而达到扶正祛邪、防治疾病的目的。毫针技术适应证广泛,普遍用于内、外、妇、儿等各科常见病、多发病。

二、操作

(一)消毒

毫针操作时要有严格的无菌观念,以免发生感染。消毒范围包括以下四个方面。

1. 针具器械 提倡使用一次性无菌针具。

2. 医者双手 针刺前,医者应先用肥皂水将手洗净,待干后再用75%酒精消毒,方可持针操作。

3. 针刺部位 用1.5%碘伏或75%酒精棉球消毒针刺部位皮肤,从中心点向外绕圈消毒。皮肤消毒后应避免再接触污物。

4. 治疗室 治疗室应定期消毒净化,保持空气流通。治疗台上的床垫、枕巾、毛毯、垫席等物品要按时换洗、晾晒和消毒,或采用一人一用的无菌垫布、垫纸、枕巾等。

(二)进针法

进针法是指将毫针刺入腧穴的操作方法。临床上进针时,多用左右双手配合,右手持针将针刺入腧穴,故称右手为"刺手",左手按压针刺部位或辅助固定针身,故称左手为"押手"。常用的双手进针法包括以下四种。

1. 指切进针法 左手拇指或食指端切按拟针刺部位皮肤,右手持针,紧靠左手指甲面将针刺入腧穴(图 1-1-1)。此法适用于短针的进针。

2. 夹持进针法 左手拇、食两指持无菌干棉球夹住针身下端,将针尖固定在拟针刺部位皮肤表面,右手向下捻动针柄,双手同时向下用力将针刺入腧穴(图 1-1-2)。此法适用于长针的进针。

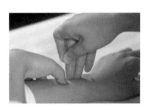
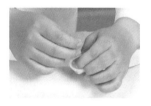

图 1-1-1　指切进针法　　　　图 1-1-2　夹持进针法

3. 舒张进针法 左手食、中两指将拟针刺部位皮肤向两侧撑开绷紧,右手持针从食、中两指中间刺入腧穴(图 1-1-3)。腹部皮肤松弛时多用此法。

4. 提捏进针法 左手拇、食两指将拟针刺部位皮肤提起,右手持针,从捏起皮肤的上端将针刺入腧穴(图1-1-4)。印堂等皮肉浅薄部位多用此法。

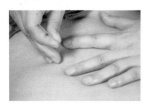 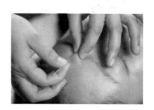

图 1-1-3　舒张进针法　　　　图 1-1-4　提捏进针法

(三)行针手法

行针手法,或称运针,是指毫针刺入人体特定部位(腧穴)后,为使患者产生针刺感应(气至),或进一步调整针感的强弱,以及使针感向某一方向扩散、传导而采取的操作方法。基本的毫针行针手法包括提插法、捻转法。此外,根据临证情况还可选用辅助手法,如循法、弹法、刮法、摇法等。

1. 提插法 将针刺入腧穴一定深度后,施以上提下插的操作手法。将针向上引退为提,将针向下刺入为插(图1-1-5)。

提插法操作要点:指力均匀一致,幅度不宜过大(3~5分为宜,1寸=10分),频率不宜过快(60次/分为宜),不改变针刺方向、角度。

2. 捻转法 将针刺入腧穴一定深度后,施以向前向后捻转动作,使针在腧穴内来回旋转的操作手法(图1-1-6)。

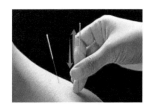 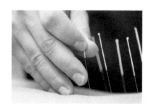

图 1-1-5　提插法　　　　　　图 1-1-6　捻转法

　　捻转法操作要点：指力均匀，角度适当，捻转角度一般在180°~360°，不能单向捻针，以免针体被肌纤维缠绕，引起局部疼痛或滞针。

3. 辅助手法

　　（1）循法　医者用手指沿着经脉的循行路径，在针刺腧穴的上下部轻柔地循按的方法（图 1-1-7）。循法具有针前激发经气，针后导气、解除滞针、减轻患者紧张心理的作用。

　　（2）弹法　在留针过程中，以手指轻弹针尾或针柄，使针体微微振动的方法（图 1-1-8）。留针期间一般弹5~8次。弹法可用于不宜施行大角度捻转的腧穴，具有加强针感的作用。

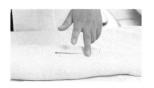 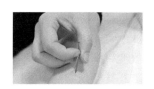

图 1-1-7　循法　　　　　　图 1-1-8　弹法

（3）刮法　毫针刺入一定深度后，以拇指或食指的指腹抵住针尾，用食指或中指或拇指指甲，由下而上或由上而下频频刮动针柄的方法（图1-1-9）。刮法的要点在于刮动针柄的连续性和节律。刮法可用于不宜施行大角度捻转的腧穴。

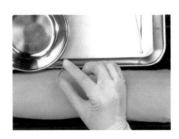

图1-1-9　刮法

（4）摇法　毫针刺入一定深度后，医者手持针柄，将针轻轻摇动的方法。摇法操作有两种方式：一是直立针身而摇，加强针感（图1-1-10）；二是卧倒针身而摇，使经气沿一定方向传导（图1-1-11）。摇法可用于部位较为浅表的腧穴。

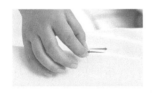 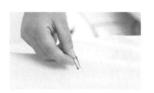

图1-1-10　摇法（直立针身　　　图1-1-11　摇法（卧倒针身
　　　　　　　而摇）　　　　　　　　　　　　　　而摇）

（5）飞法　毫针刺入一定深度后，医者用刺手拇、食指执持针柄，细细捻搓数次，然后张开双指，一搓一放，反复数次，状如飞鸟展翅的方法（图1-1-12）。飞法主要用于肌肉较丰厚部位的腧穴，如承山。

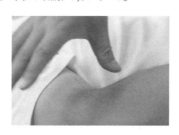

图1-1-12　飞法

（6）震颤法　毫针刺入一定深度后，右手持针柄，用小幅度、快频率的提插、捻转手法，使针身轻微震颤的方法。震颤法可用于部位较为浅表的腧穴。

（四）毫针补泻手法

毫针补泻手法是通过施行一定的针刺手法，以达到补益正气、疏泄病邪目的的操作方法。毫针补泻手法可分为单式补泻手法和复式补泻手法。

1. 单式补泻手法

（1）捻转补泻　针下得气后，捻转角度小，用力轻，频率慢，操作时间短，结合拇指向前、食指向后（右转用力为主）者为补法；捻转角度大，用力重，频率快，操作时间长，结合拇指向后、食指向前（左转用力为主）者为泻法（图1-1-13）。

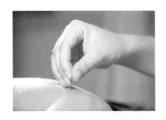

视频二维码

图 1-1-13　捻转补泻法

（2）提插补泻　针下得气后,先浅后深,重插轻提,以下插用力为主者为补法;先深后浅,轻插重提,以上提用力为主者为泻法(图 1-1-14)。

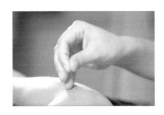

视频二维码

图 1-1-14　提插补泻法

（3）徐疾补泻　进针时徐徐刺入,疾速出针者为补法;进针时疾速刺入,徐徐出针者为泻法(图 1-1-15)。

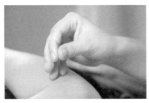

视频二维码

图 1-1-15　徐疾补泻法

（4）迎随补泻　进针时针尖随着经脉循行去的方向刺入为补法;针尖迎着经脉循行来的方向刺入为泻法(图1-1-16)。

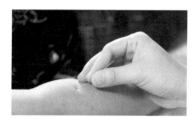

视频二维码

图1-1-16　迎随补泻法

（5）呼吸补泻　患者呼气时进针,吸气时出针为补法;吸气时进针,呼气时出针为泻法。

（6）开阖补泻　出针后迅速按闭针孔为补法;出针时摇大针孔而不按为泻法。

（7）平补平泻　进针得气后均匀地提插、捻转,即为平补平泻。临床上,虚实不明显或虚实夹杂者多用此法。

2. 复式补泻手法

（1）烧山火　又称热补法。操作时,令患者自然呼吸,随其呼气而进针,将针刺入腧穴应刺深度的上1/3(天部),得气后行捻转(或提插)补法,再将针刺入中1/3(人部),得气后行捻转(或提插)补法,然后将针刺入下1/3(地部),得气后行捻转(或提插)补法,再慢慢地将针提到天部。如此反复操作3次,将针按至地部留针,即为烧山火法(图1-1-17)。

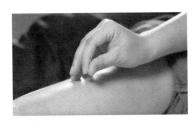

图 1-1-17 烧山火法

（2）透天凉 又称凉泻法。操作时，令患者自然呼吸，随其吸气而进针，将针刺入腧穴应刺深度的下 1/3（地部），得气后行捻转（或提插）泻法，再将针紧提至中 1/3（人部），得气后行捻转（或提插）泻法，然后将针紧提至上 1/3（天部），得气后行捻转（或提插）泻法，将针缓慢地按至地部。如此反复操作 3 次，将针紧提至天部即可留针，即为透天凉法（图 1-1-18）。

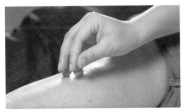

图 1-1-18 透天凉法

（五）留针出针

1. 留针 毫针刺入腧穴并施行手法后，将针留置于腧穴内，称为留针。留针的目的是加强针感，便于继续行针施术。在临床上,留针与否及留针时间长短应根据患者年龄、体质、病情、腧穴部位而定。一般情况下,针刺得气,行补泻手法后,留针 15～30 min。某些特殊病症如慢性、迁延难愈性疾病可适当延长留针时间。小儿,昏迷、休克等患者不宜久留针。

2. 出针　先以左手持无菌干棉球轻轻按压针刺部位,右手持针做小幅度捻转,将针缓慢提至皮下(不可用力过猛),静留片刻,然后出针。出针后用无菌干棉球轻压针孔片刻,以防出血和减轻疼痛。出针后要仔细查看针孔是否出血,询问患者针刺部位有无不适感,核对针数有无遗漏,还应注意患者有无晕针延迟现象。

三、异常情况处理和预防

毫针刺法是一种安全、无副作用的绿色疗法。若操作不当或对腧穴解剖结构等缺乏全面了解,有时也会出现一些异常情况,如晕针、滞针、弯针等,必须及时进行处理。

1. 晕针　晕针是指在针刺过程中患者发生的晕厥现象。可表现为患者突然出现精神疲倦,头晕目眩,面色苍白,恶心欲吐,多汗,心慌,四肢发冷,血压下降等症状,重者神志不清,仆倒在地,唇甲青紫,二便失禁,脉细微欲绝,甚至晕厥。

当患者发生晕针时,应采取以下措施:①立即停止针刺,将针全部起出;②让患者平卧,松开衣带,注意保暖;③轻者仰卧片刻,给饮温开水或糖水;重者可针刺或指压人中、内关、足三里等腧穴，或灸百会、关元、气海等腧穴；④若仍不省人事，可考虑配合其他治疗或采用急救措施。

2. 滞针 滞针是指在行针时或留针过程中，医者感觉针下涩滞，捻转、提插、出针均感困难，而患者感觉疼痛的现象。

滞针处理方法：若患者精神紧张，局部肌肉过度收缩，可稍延长留针时间，或循按滞针腧穴附近，或叩弹针柄，或在附近再刺一针，以宣散气血，缓解肌肉紧张；若行针不当，或单向捻针而致者，可向相反方向将针捻回，并用刮法、弹法，使缠绕的肌纤维回缩，即可消除滞针。

3. 弯针 弯针是指将针刺入腧穴后，针身在体内弯曲的现象，轻者形成钝角弯曲，重者形成直角弯曲，医者提插、捻转及出针均感困难，甚至无法出针，而患者感到疼痛。

出现弯针后，不得再行提插、捻转等手法。如属轻微弯曲，应慢慢将针起出；若弯曲角度过大，应顺着弯曲方向将针起出；如弯曲不止一处，应视针柄扭转倾斜的方向，逐步分段退出；若由患者移动体位所致，应使患者慢慢恢复原来的体位，局部肌肉放松后，再将针缓缓起出。切忌强行拔针，以免将针身折断，留在体内。

四、注意事项

（1）患者在过于饥饿、疲劳、精神过度紧张时，不宜立即进行针刺。对身体瘦弱、气虚血亏者，进行针刺时手法不宜过强，并尽量选用卧位。

（2）妇女怀孕三个月以内者，不宜针刺小腹部的腧穴。若怀孕三个月以上，腹部、腰骶部腧穴也不宜针刺。三阴交、合谷、昆仑、至阴等通经活血的腧穴，在怀孕期间亦应禁刺。妇女行经时，若非为了调经，亦不应针刺。

（3）小儿囟门未合时，头顶部的腧穴不宜针刺。

（4）常有自发性出血或损伤后出血不止的患者，不宜针刺。

（5）皮肤有感染、溃疡、瘢痕或肿瘤的部位，不宜针刺。

（6）对胸、胁、腰、背、脏腑所居之处的腧穴，不宜直刺、深刺。肝脾大、肺气肿患者更应注意。

（7）针刺眼区和项部的风府、哑门和脊椎部腧穴时，要注意针刺的角度和方向，不宜大幅度地提插、捻转，留针时间不宜过长，以免伤及重要组织器官，产生严重的不良后果。

（8）对于尿潴留患者，在针刺中极、水道等小腹部腧穴时，应掌握适当的针刺方向、角度、深度等，以免误伤膀胱。

第二节　头针技术

一、概要

头针是在传统针灸理论基础上发展起来的，是指采用毫针或其他针具针刺头部特定部位，以防治疾病的方法。头针的选穴原则:分区定经,经上选穴,结合传统腧穴透刺方法。

二、标准头穴线定位和主治

(一)额区

额区标准头穴线见表1-2-1、图1-2-1。

表1-2-1 额区标准头穴线

名称	定位	主治
额中线	额部正中,从神庭向前引一直线,长1寸,属督脉	癫痫、精神失常、鼻病等
额旁1线	额中线外侧,从眉冲向前引一直线,长1寸,属足太阳膀胱经	冠心病、心绞痛、支气管哮喘等
额旁2线	额旁1线外侧,从头临泣向前引一直线,长1寸,属足少阳胆经	急慢性胃炎,胃、十二指肠溃疡,肝胆疾病、眼病等
额旁3线	额旁2线外侧,从头维内侧0.5寸起向前引一直线,长1寸,属足少阳胆经和足阳明胃经之间	功能性子宫出血、阳痿、遗精、早泄等

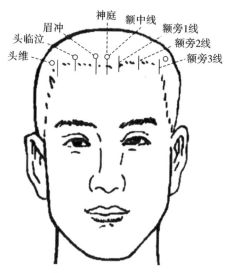

图 1-2-1　额区标准头穴线

(二) 顶区

顶区标准头穴线见表 1-2-2、图 1-2-2。

表 1-2-2　顶区标准头穴线

名称	定　位	主　治
顶中线	头顶正中,百会至前顶之间的连线,长 1.5 寸,属督脉	高血压、头顶痛、脱肛、腰腿病,如瘫痪、麻木、疼痛等

名称	定位	主治
顶颞前斜线	头顶侧面,从前神聪至悬厘引一斜线,属足太阳膀胱经和足少阳胆经	上1/5段,治疗对侧下肢瘫痪;中2/5段,治疗对侧上肢瘫痪;下2/5段,治疗中枢性面瘫、运动性失语、流涎、脑动脉硬化等
顶颞后斜线	头顶侧面,与顶颞前斜线平行,在其下1寸,从百会至曲鬓引一斜线,贯穿督脉、足太阳膀胱经和足少阳胆经	上1/5段治疗对侧下肢和躯干感觉异常;中2/5段治疗对侧上肢感觉异常;下2/5段治疗头面部感觉异常
顶旁1线	头顶部,顶中线左右旁开各1.5寸的两条平行线,从通天向后引一直线,长1.5寸,属足太阳膀胱经	腰腿病,如瘫痪、疼痛、麻木等
顶旁2线	头顶部,顶中线旁开2.25寸,从正营向后引一直线,长1.5寸,属足少阳胆经	肩臂手部等病,如瘫痪、麻木、疼痛等

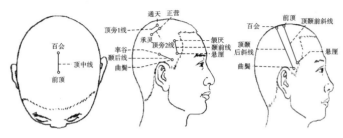

图1-2-2 顶区标准头穴线

(三) 颞区

颞区标准头穴线见表1-2-3、图1-2-3。

表1-2-3 颞区标准头穴线

名称	定位	主治
颞前线	头颞部,从颔厌至悬厘连一直线,属足少阳胆经	偏头痛、运动性失语、周围性面神经麻痹、口腔疾病、眼病等
颞后线	头颞部,从率谷至曲鬓连一直线,属足少阳胆经	偏头痛、眩晕、耳聋、耳鸣等

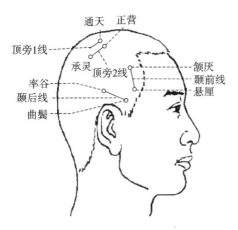

图 1-2-3　颞区标准头穴线

（四）枕区

枕区标准头穴线见表 1-2-4、图 1-2-4。

表 1-2-4　枕区标准头穴线

名称	定位	主治
枕上正中线	后头部，从强间至脑户之间连一直线，长 1.5 寸，属督脉	眼病、足癣等
枕上旁线	后头部，枕上正中线旁开 0.5 寸，从脑户旁开 0.5 寸起向上引一条直线，长 1.5 寸，属足太阳膀胱经	皮脂性视力障碍、白内障、近视眼等

名　称	定　　　位	主　　　治
枕下旁线	后头部,从玉枕向下引一条直线,长2寸,属足太阳膀胱经	小脑疾病引起的平衡障碍、后头疼等

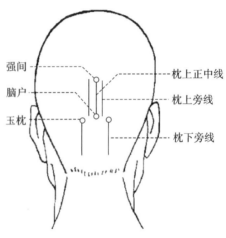

图1-2-4　枕区标准头穴线

三、操作

1. 选穴　根据疾病选取相应刺激区。对于单侧肢体疾病,选取对侧刺激区;对于双侧肢体疾病,选取双侧刺激区;内脏、全身性疾病可不区分,双侧取穴。初学者对刺激线定位不准时,可借助卷尺测定,并用龙胆紫溶液做好标记。

2. 体位　根据患者病情及针刺部位,选取合适、患者感觉舒适并能够维持、便于医生操作的体位。如坐位、卧位、站立位(急性腰扭伤时)等。

3. 消毒　操作过程需严格遵循无菌原则,尤其是消毒头皮部位时,应分开局部头发。

4. 进针　根据施术部位,选取长短合适的毫针,一般为28~30号,1.5~2.5寸。采取斜刺法或平刺法将针速刺入皮下。当针尖抵达帽状腱膜下层时,指下阻力减小,此时将针平行于头皮,沿刺激线继续刺入一定深度,如针下有抵抗感时,应改变进针角度,重新刺入。

5. 捻针　毫针技术的行针手法包括提插捻转等,由于头部的特殊解剖结构,头针一般采用捻转法。用拇指指腹和食指桡侧夹持针柄,拇、食两指向相反方向用力,带动针身左右旋转,速度为120~180次/分。捻转角度取决于病情和患者耐受度,一般在180°~720°范围内。每次捻转2~3 min,留针15~30 min。

6. 留针

(1)动留针　留针期间,间歇捻转2~3次,每次2 min左右,也可用手指弹拨针柄,但需用力适中,速度不宜过快。可根据病情需要用电针代替手法。

(2)静留针　留针期间不再施行任何手法,静待即可,一般留针15~30 min,症状严重、病程较长者可延长时间。

7. 出针　双手出针,刺手持针柄轻捻以松动针身,押手固定周围头皮,待针下无紧涩感,快速或缓慢出针,用无菌干棉球按压针孔片刻,防止出血。

四、注意事项

(1)严格遵循无菌操作,按要求消毒以防感染。

(2)头针刺激较强,治疗过程中,医生应随时注意观察患者情况,及时询问患者感觉,防止出现晕针等不适。

(3)头部血管较多,易于出血,出针时要用无菌干棉球按闭针孔,时间应长于体针。

(4)中风患者,急性期如因脑血管意外引起昏迷、血压过高,暂不宜用头针治疗,应待血压和病情稳定后选用头针。

五、禁忌

(1)囟门未闭合与骨缝未骨化的婴儿。

(2)头部颅骨缺损处或开放性脑损伤部位,头部严重感染、溃疡、瘢痕者。

(3)严重心脏病、重度糖尿病、重度贫血、急性炎症、心力衰竭和凝血功能障碍者等。

第三节 腹针技术

一、概要

腹针是以中医理论为基础,通过针刺腹部特定穴位以治疗全身多种疾病的方法。

二、腹部定位划分及骨度分寸

1. 腹纵线　仰卧位时,从中庭至曲骨的水平纵线(图1-3-1)。

2. 腹横线　仰卧位时,从神阙通过两侧天枢延伸的水平线(图1-3-1)。

3. 上腹部分寸的标定　中庭至神阙为8寸(图1-3-1)。

4. 下腹部分寸的标定　神阙至曲骨为5寸(图1-3-1)。

5. 侧腹部分寸的标定　从神阙通过天枢至侧腹部外缘为6寸(图1-3-1)。

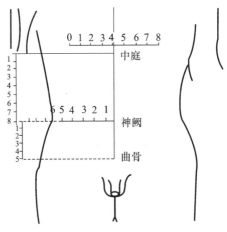

图1-3-1　腹部骨度分寸

三、腹部分层

1. 天部　刺至腹部真皮层和皮下。

2. 人部　刺至腹部浅筋膜和脂肪层。

3. 地部　刺至腹部肌层。

四、腹针穴位

腹针穴位的名称、定位、主治见表1-3-1。

表1-3-1　腹针穴位

名称	定　位	主　治
中脘	前正中线上，脐上4寸	浅刺，主治口腔、舌及头面五官疾病；中刺，主治胃病及消化不良；深刺，主治心脏病、高血压、神经衰弱等疾病
下脘	前正中线上，脐上2寸	浅刺，主治第七颈椎疾病；中深刺，主治胃病及其他消化系统疾病
水分	前正中线上，脐上1寸	浅刺，主治第七胸椎疾病、心绞痛；中深刺，有消炎利水消肿作用，主治慢性炎症、水肿、小便不通等疾病
气海	前正中线上，脐下1.5寸	浅刺或深刺，主治第二腰椎和第三腰椎之间的疾病、生殖泌尿系疾病
关元	前正中线上，脐下3寸	浅刺或深刺，主治第四腰椎和第五腰椎之间的疾病、生殖泌尿系统疾病

名称	定位	主治
阴都	中脘旁开0.5寸	浅刺,主治面部及耳部病
商曲	下脘旁开0.5寸	浅刺,主治颈肩结合部病症、脑供血不足
气旁	气海旁开0.5寸	浅刺或深刺,主治第二腰椎和第三腰椎之间的疾病
气穴	关元旁开0.5寸	浅刺或深刺,主治第四腰椎和第五腰椎之间的疾病
天枢	神阙旁开2寸	浅刺,主治胸部及腰肌病变;中深刺,主治疼痛病及肠道疾病
滑肉门	天枢上1寸	浅刺,主治肩关节疾病;中深刺,主治疼痛病、哮喘、脑供血不足、面部麻木、上肢无力等疾病
外陵	天枢下1寸	浅刺,主治髋关节炎、股关节供血不足、坐骨神经等髋关节周围病变
大横	神阙旁开4寸	中深刺,主治中风偏瘫、四肢无力、周身风湿痛、风湿性及类风湿性关节炎等疾病

名称	定　位	主　治
上风湿点	滑肉门外上0.5寸	浅刺,主治肘关节疾病;中刺,有清热解毒作用,主治上呼吸道感染、流行性感冒、扁桃体炎、咽炎、过敏性鼻炎、带状疱疹、面神经炎、支气管炎等疾病;右侧深刺,可治疗胆囊炎
上风湿外点	滑肉门旁开1寸	浅刺,主治腕关节疾病
下风湿点	外陵外下0.5寸	浅刺,主治膝关节疾病;中深刺,有清热消炎作用,主治盆腔炎、膝关节炎、前列腺炎、肾炎等疾病
下风湿下点	外陵外下1寸	浅刺,主治踝关节疾病

五、腹部八廓及与脏腑对应关系

在腹部八廓定位时,以神阙为中心把腹部分成大致相等的八个部位。为记忆方便,各以一个穴位为核心,代表一个部位,如中脘为火,为离,主心与小肠;关元为水,为坎,主肾与膀胱;左上风湿点为地,为坤,主脾与胃;左大横为泽,为兑,主下焦;左下风湿点为天,为乾,主肺与大肠;右上风湿点为风,为巽,主肝与中焦;右大横为雷,为震,主肝与胆;右下风湿点为山,为艮,主上焦(图1-3-2)。

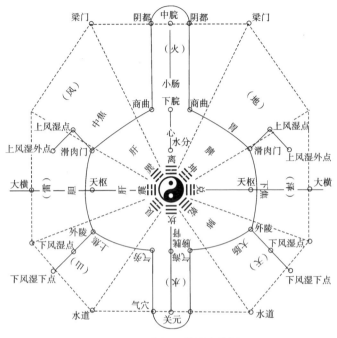

图 1-3-2 腹部八卦及穴位图

六、取穴原则

1.定位取穴 根据人体病变部位相对应地取穴,如口腔疾病取中脘浅刺,肩周炎取滑肉门浅刺等。

2.循经取穴 根据病变部位所在的经络取相应的穴位,如阳明头痛取滑肉门或外陵,膝关节病取外陵等。

3.八廓辨证取穴 根据病变部位与脏腑相关八廓取

穴,如膝关节病变取左侧大横,感冒或咳嗽取双侧下风湿点等。

七、操作

1. 进针

(1)进针原则。

①先上后下,先内后外。

②病程较短或其邪在表的疾病,针刺天部(即浅刺);病程虽长,未及脏腑或其邪在腠理的疾病,针刺人部(即中刺);病程较长,累及脏腑或其邪在腠理的疾病,针刺地部(即深刺)。

(2)常用腹针刺法。

①三角刺:以主穴为顶点,或上下,或左右各距0.3~0.5寸,加刺两针,使三针形成等腰或等边三角形的多针刺法。此法适宜于肩关节疼痛、膝关节疼痛等疾病。

②三星刺:以主穴为中点,两侧各距0.3~0.5寸,加刺两针,使三针形成直线排列的多针刺法。此法适宜于坐骨神经痛等疾病(图1-3-3)。

③梅花刺:以主穴为中点,上下左右各距0.3~0.5寸加刺一针,共五针,形成梅花图案的多针刺法。此法适宜于腰痛等疾病(图1-3-4)。

2. 留针及行针 进针后,在天部停留约3 min,根据处方要求将针刺深度调整至相应的天部/人部/地部,不要求得气,可依据病情对针刺的方向、角度进行微调,然后留针25~30 min。

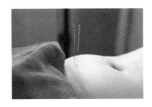

图 1-3-3　三星刺

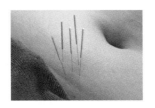

图 1-3-4　梅花刺

3. 出针　按照进针顺序,缓慢将针捻转提出,用无菌干棉球按压针孔。

八、注意事项

(1)仔细询问、检查病情,并做好记录。

(2)做好患者思想工作,消除患者紧张心理。

(3)过饥、过劳、过度紧张者暂不针刺。

(4)避开腹部血管,快速进针,不能将针尖刺入腹腔内,以防损伤内脏器官。

(5)留针时注意腹部保暖。

(6)出针后保持针孔清洁干燥,以防感染。

(7)针刺后禁食生冷、辛辣之品。

九、禁忌

(1)有自发性出血或损伤后出血不止者禁针。

(2)原因不明的急腹症者禁针。

(3)怀孕三个月以上的孕妇禁针。

(4)腹部皮肤有感染、溃疡、肿物、瘢痕处禁针。

第四节　眼针技术

一、概要

眼针是基于经络、五轮八廓、八卦学说等理论依据，以毫针针刺眼眶周围的腧穴，治疗全身多种疾病的方法。

二、眼针分区定穴

眼针的分区定穴见图 1-4-1。

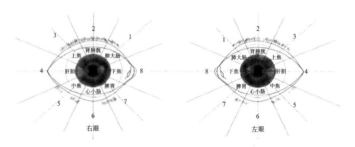

图 1-4-1　眼针分区定穴图

双眼平视前方，以瞳孔为中心作水平线和垂直线，将眼睛分为四等份。在这四等份中，各引一条平分线，即将眼睛分为八等份。这八条线称为"分区定位线"。

瞳孔内上方的平分线，为"分区定位 1 线"，瞳孔正上方的垂线为"分区定位 2 线"，外上方为"分区定位 3 线"，瞳孔外侧水平线为"分区定位 4 线"，外下方平分线为"分区定位 5 线"，正下方垂线为"分经定位 6 线"，内下方平分线为"分区定位7线",内侧水平线为"分区定位8线"。

上述八条线将眼区分成了八等份,再以瞳孔为中心,引八条平分线,将眼区分为十六等份。

以"分区定位1线"为中心,相邻两区域划分为1区;以"分区定位2线"为中心,相邻两区域划分为2区,同理,将眼部分为新的八等区。

定穴时,1区为肺大肠;2区为肾膀胱;3区为上焦;4区为肝胆;5区为中焦;6区为心小肠;7区为脾胃;8区为下焦。眼部共有"八区十三穴"。每个穴区的刺激点,在眼眶外距离眼球一横指处,其中眶上刺激点在眉毛下缘,眶下刺激点约距离眼眶边缘0.2寸许,称为"眼周眶区穴"。

三、操作

(一)取穴原则

1. 循经取穴 根据症状确定所属经络,选取该经区腧穴。

2. 看眼取穴 不论病种,选取络脉变化最明显的经区。

3. 三焦取穴 又称病位取穴。根据疾病所处上中下焦的部位,选取相应的上焦区,或中焦区,或下焦区。

(二)找穴方法

(1)用点穴棒或三棱针柄,在"眼周眶区穴"上均匀用力点压,若出现酸麻重胀等感觉,皮下出现一小坑,此即为针刺点标志。

（2）用经络测定仪找穴，以探索棒按压，仪表指数最高时即是针刺点。

（3）根据取穴原则，按照选好的经区针刺。

（4）严格遵守无菌操作，对治疗室环境、针具、医师双手和施术部位按照规定进行消毒。

（三）针刺方法

1.眶内直刺法 以押手固定眼球，持针在紧贴眼眶内缘的穴区，垂直进针0.5寸（图1-4-2）。

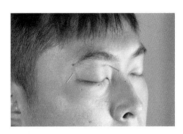

图1-4-2 眶内直刺法

2.眶外平刺法 持针在距眼眶内缘2 mm的穴区，进行平刺操作，刺入真皮，达至皮下组织，进针0.5寸，保持针体处于该穴区内（图1-4-3）。

3.点刺法 以押手固定眼睑，使之绷紧，持针在眼睑部选取穴区轻轻点刺5~7次，以不出血为度（图1-4-4）。

4.双刺法 不论采取眶内直刺法或眶外平刺法，当刺入一针后，在其所处的穴区内，紧贴着针体旁，按同一方向，

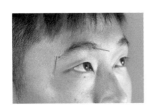

图 1-4-3　眶外平刺法

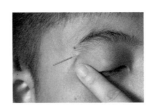

图 1-4-4　点刺法

再刺入一针,均进针 0.5 寸。

5. 眶内外合刺法　于同一穴区内,在眶内、眶外各刺一针,均进针 0.5 寸(图 1-4-5)。

6. 压穴法　于所选取的穴区内,使用点穴棒、三棱针柄等,按压眼眶内缘,以局部产生酸、麻、胀感为度,持续按压 15～30 min。

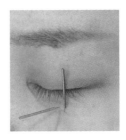

图 1-4-5　眶内外合刺法

7. 埋针法　对疗效不巩固的患者,在眼区穴埋王不留行、皮内针均可。

8. 缪刺法　一侧有疾病,针刺患侧无效时,可在对侧眼区同名穴针刺。

9. 配合其他疗法　眼针可以单独使用,也可以配合其他疗法使用,如体针、头针、耳针、皮内针等。

(四)针刺后处理

1. 行针　眼部结构精细,易于出血,一般情况下,针后不予提插捻转等强刺激行针方法,如针感不明显,可轻刮针柄,或将针稍稍退出约 1/3,改变方向后再次进针。

2. 留针

（1）留针方法。

①静置留针：针刺后可留针 15~60 min，留针期间不施行任何手法。

②刮柄刺激法：若局部针感不强，可在留针期间施行刮柄法以加强针感。即在 15~30 min 内间歇刮柄 1~2 次，每次 0.5~1 min。

（2）留针注意事项。

①留针应因人而宜，体弱者留针时间宜短，体壮者可适当延长留针时间。婴幼儿和躁动患者，以及其他难以合作者，不宜留针。

②留针应因时而宜，夏季天气炎热，不宜久留针；冬季气候寒冷，适宜久留针。

③留针应因病而宜，病情轻、症状轻或经治疗症状已消失者，可以不留针或短时间留针；病情重，症状顽固者宜久留针。

④留针应注意安全，留针期间应叮嘱患者及其家属不要碰触留置在眼眶内外的毫针，以免折针、弯针。对需要长期留针而又有严重心脑血管疾病者，应加强监护，以免发生意外。

3. 出针　　出针时，以刺手的拇、食两指捏持针柄，轻轻转动后缓慢出针 1/2，然后慢慢拔出，拔针后即刻用无菌干棉球按压针孔，宜按压 1~3 min。

四、注意事项

（1）注意观察患者以免发生晕针或晕血。

（2）注意避免发生局部出血或血肿。

（3）注意进针时勿伤及眼球，进针不宜过深，直刺达骨膜即可，横刺不能超越所刺经区。

（4）点刺操作时，进针宜浅，手法宜轻、宜快。

（5）起针时应缓慢，起针后按压皮肤片刻，以防出血。

（6）注意防止操作部位感染。

（7）针刺的经区有溃疡者慎用本法；孕妇及新产后慎用眼针疗法。

（8）患者精神紧张、大汗后、劳累后或饥饿时慎用本疗法。

（9）震颤不止、躁动不安、眼睑肥厚者慎用。

五、禁忌

（1）眼区有破损感染者禁用。

（2）精神疾病患者、传染病患者禁用。

（3）金属过敏者禁用。

第五节　腕踝针技术

一、概要

腕踝针是在腕踝部选取特定的进针点，用毫针循肢体纵轴沿皮下刺入一定长度,以治疗疾病的一种针刺方法。将病症表现按部位归纳在身体两侧的 6 个纵区,在两侧的腕部和踝部各定 6 个进针点,以横膈为界,按区选点进行治疗。

二、腕踝针的身体分区

将身体分为纵行六区和上下两段。

1. 纵行六区 头、颈和躯干分区,以前后正中线为标线,将身体两侧面由前向后划为 6 个纵行区(表 1-5-1、图 1-5-1)。

表 1-5-1　纵行六区

分区	相 应 部 位
1 区	躯体前正中线两侧的区域,包括额部、眼、鼻、舌、咽喉、气管、食管、心脏、腹部、会阴部
2 区	躯体前面的两旁(1 区的两侧),包括颞部、颊部、后牙、颌下、乳部、肺、侧腹部
3 区	躯体前面的外侧(2 区的外线),范围狭窄。包括沿耳廓前缘的头面部、胸腹部、沿腋窝前缘向下的垂直线
4 区	躯体前后面交界处,包括头项、耳以及腋窝垂直向下的区域
5 区	躯体后面的两旁(与 2 区相对),包括头、颈后外侧、肩胛区、躯干两旁、下肢外侧
6 区	躯体后正中线两侧的区域(与 1 区相对),包括后头部、枕项部、脊柱部、骶尾部、肛门等

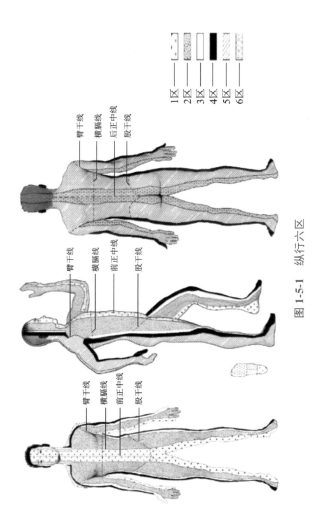

图 1-5-1 纵行六区

2. 上下两段 以胸骨末端和两侧肋弓的交接处为中心,划一条环绕身体的水平线,称横膈线。横膈线将身体的六个区分成上下两段。横膈线以上的各区分别称为上1区、上2区、上3区、上4区、上5区、上6区;横隔线以下的各区称为下1区、下2区、下3区、下4区、下5区、下6区;如需标明症状在左侧还是右侧,又可记作右上2区或左下2区等。

三、腕踝部进针点

1. 腕部进针点 左右两侧共6对,均在腕横纹上2寸水平线处(表1-5-2、图1-5-2)。

表1-5-2 腕部进针点

部位	名称	定位
腕掌侧	上1	尺骨缘与尺侧腕屈肌腱之间
	上2	掌长肌腱与桡侧腕屈肌腱之间。相当于内关处
	上3	桡骨缘与桡动脉之间
腕背侧	上4	在拇指侧的桡骨内外缘之间
	上5	桡骨与尺骨之间
	上6	距小指侧尺骨缘1分处(同身寸)

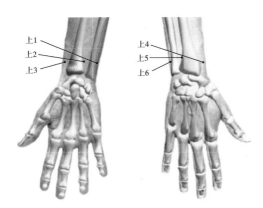

图 1-5-2　腕部进针点

2. 踝部进针点　左右两侧共 6 对,内侧进针点在内踝尖上 3 寸水平线,外侧进针点在外踝尖上 3 寸水平线上(表 1-5-3、图 1-5-3)。

表 1-5-3　踝部进针点部位、名称及定位

部位	名称	定　位
内侧	下 1	跟腱内缘凹陷处
	下 2	在踝部内侧面中央,胫骨后缘
	下 3	在胫骨前嵴向内 1 分(同身寸)处
外侧	下 4	在胫骨前嵴与腓骨前缘之间的胫骨前肌中点
	下 5	在踝部外侧面中央,腓骨后缘
	下 6	跟腱外缘凹陷处

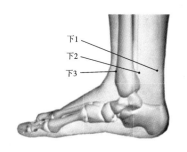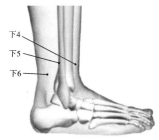

图 1-5-3　踝部进针点

四、操作

1. 进针点选择

（1）根据病位选择。

①上病选上,下病选下,上下同选。根据疾病的症状和体征所在的身体分区,选编号相同的进针点。病变部位位于横膈线附近时,则上下同选。

②左病选左,右病选右,左右同选。以前后中线为界,选病变所在同侧的进针点;如症状和体征位于中线附近,则两侧同选。

③病位不明,选双上1。不能定位的症状或全身性病症,选两侧上1进针点。

④肢体有感觉或运动障碍,发生在上肢者选上5进针点,发生在下肢者选下4进针点。

（2）根据病症选择腕踝部进针点名称及主治见表1-5-4。

表 1-5-4　腕踝部进针点名称及主治

部位	名称	主　　治
腕部	上 1	前额疼痛、目疾、眼疾、面神经炎、前牙肿痛、咽喉肿痛、咳喘、胃脘痛、心悸、眩晕、盗汗、失眠、郁证、痫病等
	上 2	颌下肿痛、胸闷、胸痛、回乳、哮喘等
	上 3	高血压、胸痛等
	上 4	头顶痛、耳疾、颞下颌关节炎、肩周炎、胸痛等
	上 5	后颞部痛、肩周炎、上肢麻木、痹证、上肢运动障碍、肘腕关节痛、指关节痛等
	上 6	后头痛、枕项痛、脊柱(颈胸段)痛等
踝部	下 1	上腹部胀痛、脐周痛、痛经、白带多、遗尿、阴部瘙痒症、足跟痛等
	下 2	胁痛、侧腹痛、过敏性肠炎
	下 3	膝关节痛等
	下 4	股四头肌部痛、膝关节炎、下肢痿痹证、下肢瘫痪、趾关节痛
踝部	下 5	髋关节痛、踝关节扭伤等
	下 6	急性腰扭伤、腰肌劳损、骶髂关节痛、坐骨神经痛、腓肠肌痉挛、跖趾关节痛

2. 针刺方法

(1)医者一手固定进针部位,另一手拇、食、中指持针,针身与皮肤成 15°~30° 快速刺入真皮下。

(2)压平针身,使针身循肢体纵轴沿真皮下缓慢刺入,以针下松软、无针感为宜。刺入长度以露出针身 2 mm 为宜。

(3)不提插捻转。针刺方向一般朝向近心端,病变部位位于四肢末端时针刺方向朝向远心端,此时进针点位置可沿纵轴向近心端移动,以不妨碍腕踝关节活动为宜。

(4)留针 20~30 min,可依病情延长留针时间,但不宜超过 48 h,留针期间不行针。

(5)出针时一手用无菌干棉球轻压进针点,另一手将针拔出。

五、注意事项

(1)针体通过的皮下有较粗的血管或针尖刺入的皮肤处有显著疼痛时,进针点要沿纵线方向适当移位。

(2)针刺方向一般向上,如果病症在手足部位时,针刺方向朝下(手足方向)。

(3)针刺时,以医者针下松软,患者无任何特殊感觉为宜。若针下有阻力或患者出现酸、麻、胀、痛等感觉,则表示进针较深。应将针退出,使针尖到皮下,重新刺入更表浅的部位。

(4)留针时,一般不做提插或捻转等行针手法。

(5)注意观察患者,防止晕针的发生。

（6）孕妇慎用。

（7）精神疾病患者不宜长时间留针。

六、禁忌

（1）腕踝部位肌肉挛急者。

（2）针刺部位有血管怒张、瘢痕、伤口、严重溃疡及肿物者。

第六节　舌针技术

一、概要

舌针是针刺舌体特定穴位的一种技术。本法主要用于舌体及肢体运动功能障碍有关病症，如舌麻、舌体歪斜、木舌、重舌、口内异味感、肢体瘫痪、麻木等。

二、舌针穴位

舌针穴位的名称、定位及主治见表1-6-1，舌面穴位见图1-6-1，舌底穴位见图1-6-2。

表1-6-1　舌针穴位

名称	定　　位	主　　治
心	舌尖部	心经相应疾病
肺	心旁开0.3寸	肺经相应疾病
胃	舌面中央、心穴后1寸	胃经相应疾病

名称	定　位	主　治
脾	胃旁开 0.4 寸	脾经相应疾病
胆	胃旁开 0.8 寸	胆经相应疾病
肝	胆后 0.5 寸	肝经相应疾病
小肠	胃后 0.3 寸	小肠经相应疾病
膀胱	小肠后 0.3 寸	膀胱经相应疾病
肾	膀胱旁开 0.4 寸	肾经相应疾病
大肠	膀胱后 0.2 寸	大肠经相应疾病
阴	大肠后 0.2 寸,舌根部	前后阴疾病
聚泉	舌面中央,胃前 0.4 寸	消渴、舌强等
上肢	肺与胆之间,舌边缘	上肢疾病
下肢	阴旁开 1 寸,近舌边缘	瘫痪
三焦	从聚泉引第一条横线,舌尖部分统称上焦穴;从小肠引第二条横线,一、二横线之间为中焦;从大肠引第三条横线,小肠与大肠横线之间为下焦	三穴分别主治上、中、下焦相应疾病
额	将舌向上卷起,舌尖抵上门齿,舌尖正下 0.3 寸	头痛、眩晕
目	额斜下 0.3 寸	目赤肿痛

名称	定位	主治
鼻	舌边缘与舌下静脉之间,目下0.2寸	鼻塞、鼻渊
耳	鼻斜下0.2寸	耳鸣、耳聋
咽喉	耳穴斜下0.2寸	咽喉肿痛
海泉	将舌卷起,舌下中央系带上	呃逆、消渴
金津、玉液	舌尖向上反卷,上下门齿夹住舌,使舌固定,舌下系带两侧静脉上,左名金津、右名玉液	口疮、舌炎、喉痹、呕吐、漏经
舌柱	舌上举,在舌下之筋如柱上	重舌、舌肿
中矩	舌上举,舌底与齿龈交界处	舌燥、中风舌强不语
神根	舌底舌下系带根部凹陷中	高血压、脑血栓
佐泉	舌底舌下系带两侧内阜近舌下腺导管开口处	中风后遗症
液旁	在左右舌下静脉内侧距舌根部1/3处	高血压、脑血管病后遗症
支脉	在左右舌下静脉外侧距舌根部分处	高血压、脑血管病后遗症

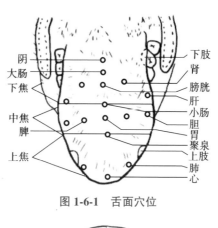

图 1-6-1　舌面穴位

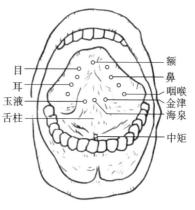

图 1-6-2　舌底穴位

三、操作

（1）治疗前,予患者 3% 过氧化氢溶液或 1∶5000 高锰酸钾溶液,清洁口腔。

（2）针刺舌面穴位时,患者自然伸舌于口外。针刺舌底穴位时,患者将舌卷起,舌尖抵住上门齿,将舌固定;舌尖向上反卷,用上下门齿夹住舌,使舌固定。亦可由医者左手垫纱布敷料,固定舌体于口外,进行针刺。

（3）针刺时快速进针,斜刺 1 寸左右,采用捻转与提插相结合的方法,留针 5 min。

（4）行舌穴刺血法时一般采用 26 号 1.5 寸长毫针,在选用穴位处快速浅刺放血。

四、注意事项及禁忌

（1）严格消毒,避免针刺感染,或口腔污染。

（2）体弱、急重病患者禁忌。

（3）注意掌握针刺深度与手法,防止晕针。

（4）舌穴放血时,须严格掌握"针不宜过粗,刺不宜过深,血不宜过多"的原则。

（5）有自发性出血或凝血功能较差的患者,不宜行舌针。

第七节　火针技术

一、概要

火针是将特制的针具用火烧红之后,迅速刺入人体腧穴或患处,以治疗疾病的一种方法。尤其适用于虚寒型的风湿性关节炎、颈椎病、肩周炎、腱鞘炎等病症。

二、操作

(一)针刺前准备

1. 针具选择 火针需烧灼后使用。针尖反复烧灼后易变脆折断,因此要求针尖利而不锐,稍圆钝为佳。针体烧红时进针,容易变形弯曲,因此要求针体应坚硬、挺直、有弹性、表面光滑,使进出针顺畅。宜用铜质材料缠制成环柄盘龙式针柄,使其具有隔热性,便于施术操作。

火针疗效与针体的粗细长短有一定关系。临床上应根据不同病症、不同腧穴,选择不同规格的火针。一般火针规格:针体直径可选用 0.3 mm、0.4 mm、0.5 mm、0.6 mm 或其他适合的直径;针体长度可选用 20 mm、30 mm、40 mm 或其他适合的长度。

2. 部位选择 根据适应证、病情可选取腧穴、血络、体表病灶或病灶周围等部位,并在选定的针刺部位上标记,以确保针刺的准确性。

3. 体位 体位选取应以患者舒适、能够坚持且便于医者操作为佳。

4. 消毒 严格遵守无菌操作。

(二)针刺方法

1. 针体加热 用酒精灯或其他安全方式加热针体,根据针刺深度决定烧红的针体长度(图 1-7-1)。

2. 进针 针体烧红后,应迅速、准确地刺入针刺部位(图 1-7-2)。

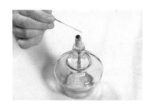 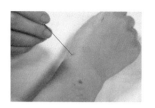

图 1-7-1 针体加热　　　　　图 1-7-2 进针

3. 火针常用刺法

（1）点刺法　在腧穴上施以单针点刺的方法。

（2）密刺法　在体表病灶上施以多针密集刺激的方法，每针间隔不超过 1 cm。

（3）散刺法　在体表病灶上施以多针疏散刺激的方法，每针间隔 2 cm 左右。

（4）围刺法　围绕体表病灶周围施以多针刺激的方法，针刺点在病灶与正常组织交界处。

（5）刺络法　用火针刺入体表血液瘀滞的血络，放出适量血液的方法。

4. 出针　针体达到治疗深度后，即可出针。

（三）针刺后处理

1. 消毒针具　为避免由针体产生的交叉感染，应重新用酒精灯从针根沿针体到针尖连续移动烧红，消毒备用。

2. 处置针孔　为减轻疼痛，促进愈合，应妥善处置针孔。

（1）可用无菌干棉球或棉签按压针孔。

（2）针孔如有出血或渗出物，可用无菌干棉球擦拭按压。

（3）火针刺络出血后，可用敞口器皿盛接，待出血停止后，再用无菌干棉球擦拭按压。

三、注意事项

（1）针刺前要做好患者的思想工作，以解除对火针的畏惧心理，防止晕针的发生，并要严格检查火针是否有剥蚀、缺损，针身与针柄是否牢固等。

（2）操作时，医者用力要均匀，针身需直，动作要准确、迅速，达到预定深度即出针。同时要避开血管、神经。下针时嘱患者切忌乱动，以免发生不良后果。

（3）烧针时，若为钨合金火针，针身必须烧至白亮；若为不锈钢制火针，针身一定要烧红。如此，则痛苦小，疗效好。

（4）若深刺达 4~5 分，刺后可用消毒纱布敷贴，胶布固定 1~2 天，以防感染。浅刺可不必处理。

（5）针孔局部若出现微红、灼热、轻度疼痛、瘙痒等症状属正常现象，可不做处理。

（6）应注意针孔局部清洁，忌用手搔抓，不宜用油、膏类药物涂抹。

（7）针孔当天不宜沾水。

（8）施术时应注意安全，防止烧伤或火灾等事故发生。

（9）发热性疾病患者不宜用火针。

（10）孕妇、产妇及婴幼儿慎用火针。

(11)糖尿病患者、瘢痕体质或过敏体质者慎用火针。

(12)精神过于紧张、饥饿、疲劳的患者不宜用火针。

四、禁忌

(1)不明原因的肿块部位。

(2)大失血、凝血功能障碍患者。

(3)血液病、糖尿病患者禁用。

第八节　穴位注射技术

一、概要

穴位注射是在中西医理论指导下,依据穴位作用和药物性能,在穴位内注入药物以防治疾病的方法。其优势是将针刺刺激和药物性能相结合,既发挥药物性能,又发挥经络传导作用。

二、操作

(一)施术前准备

1.针具选择　根据病情和施术部位选择合适的一次性无菌注射器和一次性无菌注射针。

2.药物选择

(1)药物种类　穴位注射的常用药物包括中药及西药肌内注射剂,注射剂应符合《中华人民共和国药典》规定。

（2）药物剂量。

①一次穴位注射的用药总量须小于该药一次的常规肌内注射用量，具体用量因注入的部位和药物的种类不同而异。肌肉丰厚处用量可稍大；关节腔、神经根等处用量宜小；刺激性较小的药物如葡萄糖溶液、生理盐水等用量可稍大。

②在一次穴位注射中，各部位的每穴注射量适宜范围：耳穴 0.1~0.2 mL；头面部穴位 0.1~0.5 mL；腹背及四肢部穴位 1~2 mL；腰臀部穴位 2~5 mL。

（3）药物浓度　穴位注射药物浓度应等同于该药物肌内注射的常规浓度。

（4）药物质量　药物包装应无破损，安瓿瓶身应无裂缝，药液应无混浊变色且无霉菌。

3.体位　体位选取应以患者舒适、能够坚持且便于医师操作为佳。

4.穴位选择　根据病症选择相应的穴位，并用手指按压、揣摸或循切的方式探索揣穴。定准后，可用指甲在穴位上按掐"十"字痕，便于准确定位。

5.消毒　严格遵守无菌操作原则。

（二）施术方法

1.取药　首先应仔细核对患者及药物信息。检查注射器是否符合规定、有无漏气等。遵医嘱取药，将药液吸入针筒后再次核对。将注射器内空气排尽，根据穴位和注射器规格选取相应的进针方式。

2.持针

(1)执笔式　如手持钢笔的姿势,以拇指和食指在注射器前夹持,以中指托扶。适用于各种注射器的操作(图1-8-1)。

(2)五指握持式　以拇指与其他四指对掌握持注射器。适用于短小或粗径注射器的操作(图1-8-2)。

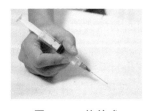

图 1-8-1　执笔式

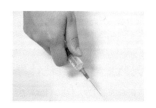

图 1-8-2　五指握持式

(3)掌握式　用拇指、中指、无名指握住注射器,将食指前伸抵按针管前部,小鱼际抵住活塞;或用同样的方法握持长穿刺针头。主要适用于穿刺、平刺(图1-8-3)。

(4)三指握持式　拇指在内,食指、中指在外,握持注射器,主要用于进针后的提插操作(图1-8-4)。

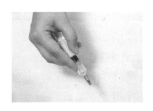

图 1-8-3　掌握式

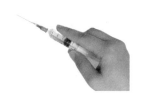

图 1-8-4　三指握持式

3. 进针法

（1）单手进针法　以执笔式或五指握持式握持注射器，针尖离穴位 0.5 cm，瞬间发力刺入，多用于短针。

（2）舒张进针法　对于皮肤松弛或有皱纹的部位。可将穴位两侧皮肤用左手拇、食两指向两侧用力绷紧，以便进针。操作时注意两指相对用力时要均衡固定皮肤，不能使锁定准的注射点移动位置。然后右手持针从两指之间刺入穴位。多用于腹部和颜面部的穴位进针。

（3）夹持进针法　戴无菌手套或用左手拇、食两指持捏无菌干棉球，夹住针身下端，露出针尖，右手握注射器，将针尖对准穴位，在接近皮肤时，双手配合用力，迅速刺入皮肤。主要用于长针或皮肤致密的部位。

（4）提捏进针法　左手拇、食两指按着所要刺入穴位两旁的皮肤，将皮肤轻轻提起，右手持针从提起部位的前端刺入。多用于皮肉浅薄的部位。

4. 调整得气　刺入后仔细体察针下是否得气。若得气感尚不明显，可将针退至浅层，调整方向后再行刺入，直至患者出现酸胀的得气反应。

5. 注入药物　患者有得气反应后，回抽无血无液时即可注入药物。注射过程中随时观察患者的反应。

（1）探寻注药法　用于针下有危险或空隙的区域。进针到一定预警深度后暂停进针，改为间断式进针。即停针后推少许药物试探阻力，若有阻力，则再进针少许，继续推注试探，如此数次。若阻力突然变小或消失，则表明到达注射部位或靠近危险部位。每次进针距离不宜过大,到达注射部位后,可用钳子固定针身,同时嘱患者固定姿势,防止刺中危险部位。

（2）分层注药法　将针刺入深部或病灶反应部位,待得气后推注大部分药液,随后退针少许,将剩余药液推入,增强药物的渗透作用。

（3）快推刺激法　将针刺入深部或病灶反应部位,待得气后加压快速推进药液,加大刺激量。分离粘连时一般选用较粗的针径,药液剂量可酌情加大。

（4）柔和慢注法　将针刺入深部或病灶反应部位,待得气后缓慢柔和地推进药液。

（5）退针匀注法　将针刺入深部或病灶反应部位,待得气后推注一定量药物。然后在匀速缓慢退针的同时,均匀推注药物直至浅部。退针与推药要同步协调,成一条直线,保持平稳,推药要有连贯性,不可时断时续。

（6）透穴注药法　先将针刺入某穴,再将针尖刺抵相邻的另一穴位,推注部分药物,然后在匀速缓慢退针的同时,均匀地推注药物直至浅部。在头面、背部、腹部操作时,多用横刺沿皮透穴,在四肢内外侧或前后侧相对穴位间,可沿组织间隙直透。

6. 出针

（1）浅刺穴位　出针时用左手持无菌棉签或无菌干棉球压于穴位旁,右手快速拔针。

（2）深刺穴位　出针时先将针退至浅层,稍等片刻后缓慢退出。针下沉紧或滞针时,不应用力猛拔,宜循经按压或拍打穴位外周以宣散气血,待针下感觉轻滑后方可出针。出针后如发现针孔溢液或出血,可用无菌棉签或无菌干棉球压迫 0.5~2 min。最后整理用物,嘱患者保持舒适的体位休息 5~10 min,以便观察是否出现不良反应。

三、注意事项

(1)治疗前应对患者说明治疗的特点和治疗时会出现的正常反应。

(2)药物应在有效期内使用。

(3)注意药物的性能、药理作用、剂量及配伍禁忌、不良反应及过敏反应。注射操作均应在药敏试验结束且结果为阴性的前提下进行。

(4)回抽针芯见血或积液时应立即出针,用无菌棉签或无菌干棉球压迫针孔 0.5~2 min。更换注射器及药液后再次注射。

(5)初次治疗及年老体弱者注射点不应过多,药量亦应酌情减少。

(6)酒后、饭后及强体力劳动后不要行穴位注射。

(7)体质过分虚弱或有晕针史的患者不要行穴位注射。

(8)孕妇的下腹、腰骶部不应行穴位注射。

(9)耳穴注射时应选用易于吸收、无刺激性的药物。注射不应过深,以免注入骨膜内,同时也不应过浅而注入皮内。

(10)眼区穴位要注意进针角度和深度,不应做提、插、捻、转。

(11)胸背部穴位注射,应平刺进针,针尖斜向脊柱。

(12)下腹部穴位注射前应先令患者排尿,以免刺伤膀胱。

四、禁忌

(1)禁止将药物注射入血管内。

(2)禁针的穴位及部位禁止穴位注射。

(3)表皮破损的部位禁止穴位注射。

第九节　穴位埋线技术

一、概要

穴位埋线是将羊肠线或生物蛋白线埋入人体相应穴位,利用线体对穴位的持续刺激作用治疗疾病的一种方法。

二、操作

(一) 施术前准备

1.针具选择　根据病情和操作部位,选择不同种类和型号的埋线工具和医用线。

2.体位选择　体位选取应以患者舒适、能够坚持且便于医师操作为佳。

3.消毒　严格遵守无菌操作原则。

（二）施术方法

1.套管针埋线法 对拟操作的穴位以及穴周皮肤消毒后,取一段适当长度的可吸收性外科缝线,放入套管针的前端。后接针芯,用一手拇指和食指固定拟进针穴位,另一只手持针刺入穴位,达到所需的深度后施以适当的提插捻转手法。当出现针感后,边推针芯,边退针管,将可吸收性外科缝线埋植在穴位的肌层或皮下组织内。拔针后用无菌干棉球或无菌棉签按压针孔止血(图1-9-1)。

2.埋线针埋线法 在穴位旁开一定距离处选择进针点,取适当长度的可吸收性外科缝线,一手持镊将线中央置于麻醉点上,另一手持埋线针,缺口向下压线,以15°~45°角刺入,将线推入皮内。当针头的缺口刺入皮内后,持续进针直至线头完全埋入穴位的皮下,再适当进针后,把针退出,用无菌干棉球或无菌棉签按压针孔止血。宜用无菌敷料包扎,保护创口3~5天(图1-9-2)。

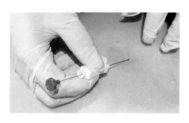
图1-9-1 套管针埋线法

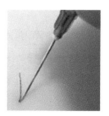
图1-9-2 埋线针埋线法

3.三角针埋线法 在距离穴位两侧1~2 cm处,用龙胆紫溶液标记进出针点。消毒皮肤并做局部麻醉(简称局麻)后,用持针器夹住带羊肠线的皮肤缝合针,从一侧局麻点刺入,穿过穴位下方的皮下组织或肌层,从对侧局麻点穿出,捏起两针孔之间的皮,紧贴皮肤剪断两端线头,放松皮肤,轻轻揉按局部,使肠线完全埋入皮下组织内。敷盖纱布 3~5 天(图 1-9-3)。

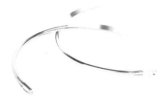

图 1-9-3　三角针埋线法

三、注意事项

(1)询问患者是否有肠线及胶布过敏史。

(2)操作过程中应保持无菌,埋线后创面应保持干燥、清洁,防止感染。

(3)若发生晕针,应立即停止治疗,按照晕针处理。

(4)穴位埋线后,拟留置体内的可吸收性外科缝线线头不应露出体外。

(5)埋线后应该进行定期随访,并及时处理术后反应。

(6)孕妇的小腹部和腰骶部,以及其他一些慎用针灸的穴位慎用埋线。

(7)患者精神紧张、大汗、劳累后或饥饿时慎用埋线。

(8)有出血倾向的患者慎用埋线。

四、禁忌

(1)埋线时应根据不同穴位选择适当的深度和角度，埋线的部位不应妨碍机体的正常功能和活动。应避免伤及内脏、脊髓、大血管和神经干，不应埋入关节腔内。

(2)不应在皮肤局部有皮肤病、炎症或溃疡、破损处埋线。

(3)由糖尿病或其他疾病导致皮肤和皮下组织吸收和修复功能障碍者，不应使用埋线。

第十节　皮内针技术

一、概要

皮内针是指将特制的小型针具(图1-10-1)固定于腧穴部位的皮内并较长时间留针，产生持续刺激作用以治疗疾病的方法。

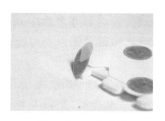

图1-10-1　皮内针

二、操作

(一) 施术前准备

1. 部位选择　宜选择易于固定且不妨碍活动的腧穴。

2. 体位选择　根据病情,选择患者舒适且便于医师操作的体位。

3. 消毒　严格遵守无菌操作。

(二) 施术方法

(1) 一手固定腧穴部位皮肤,另一手持镊子夹持针尾直刺入腧穴皮肤内。

(2) 将透气防敏胶布直接覆盖、粘贴固定于局部。

(3) 固定后宜每日按压胶布 3~4 次以刺激腧穴,每次约 1 min,以患者耐受为度。2 次间隔约 4 h。埋针时间:夏天 24 h,其他季节可 2~3 天。

(4) 出针时,一手固定埋针部位两侧皮肤,另一手揭开两侧胶布,然后捏住两侧胶布,垂直于皮肤将针取出。

(三) 施术后处理

用无菌干棉球按压针孔,常规消毒局部。

三、注意事项

(1) 对初次接受治疗的患者,应首先消除其紧张情绪。

(2) 老人、儿童、孕妇、体弱者宜选取卧位。

(3) 埋针部位持续疼痛时,应调整针的深度、方向,若调整后仍疼痛应出针。

(4)埋针期间局部发生感染时应立即出针,并进行相应处理。

(5)关节和颜面部慎用。

四、禁忌

(1)红肿、皮损局部及皮肤病患部禁用。

(2)紫癜和瘢痕部禁用。

(3)体表大血管部禁用。

(4)孕妇下腹、腰骶部禁用。

(5)金属过敏者禁用。

第十一节　浮针技术

一、概要

浮针(图1-11-1)是采用浮针等针具在局限性病痛的周围皮下浅筋膜进行扫散等针刺活动以治疗疾病的一种方法。

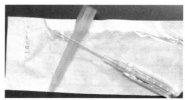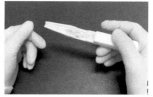

图1-11-1　浮针

二、操作

(一)施术前准备

1.针具选择 选择一次性浮针。针芯长 52 mm,软套管长 49 mm。

2.体位选择 根据患者病情和施术部位,选择患者舒适且便于医生操作的体位。

3.明确患肌 依据患者自述的病情,标记可能的患肌。通过体格检查探寻与症状相关性最大的肌肉。

4.确定进针点

(1)对小范围病痛,进针点宜近;对大范围、多痛点的病痛,进针点宜远。

(2)多数情况下选择在病痛部位或者患肌的四周进针,这样便于操作留针,但在关节附近或者在肋间可以斜取进针点。

(3)避开皮肤上的瘢痕、结节、破损、凹陷、突起等处。

(4)尽量避开浅表血管,以免针刺时出血。

(5)进针点与病痛处之间不能为肘尖、髌骨、桡骨茎突、尺骨小头、内踝、外踝等部位。

5.消毒 严格遵守无菌操作,对治疗室环境、医生双手、针具和施术部位按要求消毒。

(二)针刺方法

1.进针 右手持针,以拇、食、中三指夹持针柄,斜如持笔状。左手拇指食指辅助夹持针身,以毫针刺法中夹持进针法的方式进针(图1-11-2)。

2.运针 针入皮下后到针刺完毕之间的一段操作过程(图1-11-3)。运针时,单用右手,沿皮下向前推进。推进时稍稍提起,使针尖勿深入。运针时可见皮肤呈线状隆起,在整个运针过程中,若右手感觉松软易进,患者没有酸胀麻等感觉,说明针刺太深或太浅。

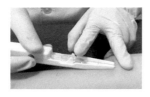

图1-11-2 进针

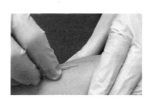

图1-11-3 运针

3.扫散 以右手拇指或者食指、中指为支点,手握针座,使针尖做扇形运动(图1-11-4)。扫散前针芯退入软套管中(约3 mm),扫散时以右手拇指或者食指、中指抵住患者皮肤,使针座微微脱离皮肤,医生稍稍平抬浮针,使埋藏于皮下的针体微微隆起。疼痛消失或不再减轻时

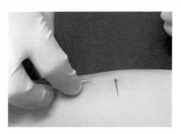

图1-11-4 扫散

停止此动作。一般每个进针点扫散 2 min,约 200 次。若扫散完成后,疼痛依然存在,可选择距离病痛点更近的部位,重新进针扫散。

4. 留管出管 留管(图 1-11-5)时间一般为 8~24 h。治疗时需叮嘱患者,留管期间勿弄湿针刺局部,防止感染;不要剧烈运动;局部有异常感觉时,不要紧张,大多为胶布过敏所致,医生可用其他类型的物件固定,如创可贴等;若因软管移动,引起局部刺痛,且旁边没有医生时,可自行出管;提前告知患者出管时有出血的可能性。

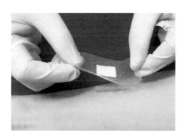

图 1-11-5　留管

(三) 针刺要点

1. 按部位选点 行浮针疗法时根据病变部位所在位置和病变部位的大小来选取进针点。

2. 在病灶周围进针 浮针疗法并非作用于局部,而是病灶周围,针尖并不达到病所,有时甚至相隔较远。

3. 皮下浅刺 浮针疗法所涉及的组织主要是皮下组织(主要是皮下疏松结缔组织)。

4. 不要求得气　浮针疗法要求避免患者有酸、胀、重、麻、沉等得气感。

三、注意事项及禁忌

（1）当体温升高时勿用浮针。

（2）系统性红斑狼疮、类风湿性关节炎等患者使用大量激素导致肢体水肿时，浮针疗法止痛效果较差，宜改用他法治疗。

（3）若疼痛局部涂搽红花油，暂不要行浮针疗法，至少等待24 h后再用本法。

（4）没有明确疼痛点时本法效果往往欠佳。

第十二节　三棱针技术

一、概要

三棱针技术，通常又称刺络放血，是用三棱针等针具刺破或挑破局部血络、特定部位，以治疗疾病的一种方法。

二、操作规范

（一）施术前准备

1. 针具　一般选取一次性无菌三棱针。

2. 体位　根据病情和治疗部位选取体位，应以患者舒适且便于医师操作为佳。

3. 消毒　严格遵守无菌操作。

(二)常用施术方法

1. 点刺法

(1)速刺 对准放血处,迅速刺入 1.5~3 mm,然后立即退出,放出少量血液和黏液,大多数治疗部位都可采用速刺法。

(2)缓刺 缓慢刺入,缓缓退出,放出少量血液,适用于肘窝、腘窝等处。

2. 挑刺法 在刺入皮肤或静脉后,随即倾斜针身,挑破皮肤或静脉,放出血液。适用于胸背、耳背等处的放血。

(三)施术后

用棉签按压针孔片刻。观察放血后患者症状的改善情况,安置舒适体位。

(四)出血量

刺血治疗时一定要把握好出血量,首先要以患者的具体病情决定出血量的多少,然后根据患者的体质、年龄和个体耐受能力,季节及刺血的次数等决定出血量的多少。出血过多不仅使患者痛苦,还对患者造成一定的危害,出血量过少又达不到治疗需求,所以要求出血量必须适中,中病而止。在临床上,根据出血量,一般分 3 种治疗方案,大量的出血一般为 100~200 mL,中等量的出血一般为 50~100 mL,少量的出血在 50 mL 以下。临床上以少量和中等量的出血为多用,但总的要求是因人、因病而异。

三、注意事项及禁忌

(1)严格遵守无菌技术,放血针具必须严格灭菌,以防感染。

(2)操作手法要稳、准、快,一针见血。不宜过猛,进针不宜过深,创口不宜过大,以免损伤其他组织。划割血管时,以划破即可,切不可割断血管。应避开动脉血管,若误伤动脉而出现血肿,可按压局部止血。

(3)有血小板减少症、血友病等有出血倾向疾病的患者,晕血者,血管瘤患者,贫血患者,低血压患者,孕妇,以及过饥过饱、醉酒、过度疲劳者禁止用本疗法。

(4)点刺穴位可每日或隔日一次,出血量大者,每周不超过 2 次,1~3 次为 1 个疗程。

第十三节　平衡针技术

一、概要

平衡针是在中医心神调控学说和西医神经调控学说指导下,通过针灸调节大脑中枢系统平衡的一种方法。

二、取穴原则

(一)特异性取穴原则

特异性取穴原则主要是指对于全身性疾病不能从某

个或某几个脏器部位来定位,而是通过特定的靶点刺激周围神经,将信息传导到中枢靶轴,依靠自身调控达到治疗疾病的目的(图1-13-1)。如感冒穴、降糖穴、降压穴、调神穴等。

(二)交叉性取穴原则

交叉性取穴原则主要是指左右、上下大交叉的一种取穴方法(图1-13-2)。如治疗臀部疾病时取对侧臂丛神经支配的肩关节部位的臀痛穴;治疗膝关节疼痛时取对侧桡神经支配的肘关节部位膝痛穴;治疗距骨小腿关节(踝关节)病变时取对侧腕部的踝痛穴。

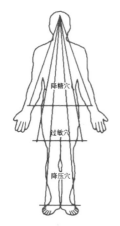

图 1-13-1　特异性取穴原则

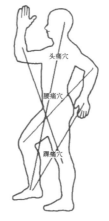

图 1-13-2　交叉性取穴原则

(三)对称性取穴原则

对称性取穴原则主要是指左右对称取穴(图1-13-3),

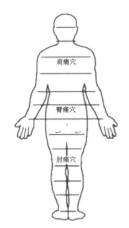

图 1-13-3 对称性取穴原则

上下对称取穴,前后对称取穴。其实质上是通过针刺病变部位对侧的相应穴位来达到治疗患侧疾病的目的。如右侧肩关节、肘关节、腕关节病变时取左侧肩关节、肘关节、腕关节相应平衡靶点。

三、操作

(一)平衡针三十八穴

平衡针共有 38 个穴位(表 1-13-1、图 1-13-4),主要依据其部位、功能、主治来命名。

表 1-13-1　平衡针穴位

名称	定　位	主　治
升提穴	头顶正中,前发际正中直上 5 寸	脱肛、子宫脱垂、胃下垂等中气下陷性疾病
腰痛穴	前额正中	腰部软组织损伤、椎间盘脱出等各种腰痛
急救穴	人中沟中点	醒脑开窍,回阳救逆,抗休克,治疗昏迷,调节神经系统功能,消炎止痛
胃痛穴	口角下一寸或下颌正中点旁开 1.5 寸	急慢性胃炎、消化性溃疡、胃痉挛、晕车、消化不良等

名称	定位	主治
偏瘫穴	耳尖上3 cm	中风后遗症、面神经麻痹、面瘫后遗症、面肌痉挛等
鼻炎穴	颧骨下缘的中点	鼻炎、过敏性鼻炎、三叉神经痛、下颌关节炎、上呼吸道感染等
牙痛穴	垂前正中处（耳前下颌骨外缘凹陷处）	龋齿、牙外伤、牙齿过敏、急性牙髓炎、慢性牙髓炎等引起的各种牙痛
明目穴	耳垂后耳根部，下颌角与乳突中间之凹陷处	近视、白内障、青光眼、沙眼、电光性眼炎、急性结膜炎等
醒脑穴	胸锁乳突肌与斜方肌上端之间的凹陷处	神经系统、呼吸系统、消化系统、循环系统等功能紊乱
臀痛穴	肩关节腋外线的中点，即肩峰至腋皱襞连线的1/2处	臀部软组织损伤，腰椎疾病引起的坐骨神经痛，梨状肌损伤综合征，原发性坐骨神经痛等
肺病穴	前臂掌侧，腕关节至肘关节上1/3处，掌长肌腱与桡侧腕屈肌腱之间	支气管炎，支气管肺炎，咳血、鼻衄，痔疮便血，末梢神经炎等

名称	定位	主治
痔疮穴	尺桡骨之间,前臂背侧腕关节至肘关节连线的上1/3处	内痔、外痔、肛裂、便秘,临床还可用来治疗嗜睡等
胸痛穴	前臂背侧,尺桡骨之间,腕关节与肘关节连线的下1/3处	胸部软组织损伤,肋间神经痛,非化脓性肋间软组织炎,胸膜炎,心绞痛状动脉供血不足等
降糖穴	前臂掌侧,腕关节至肘关节的下1/3处	糖尿病、高血压、高血脂、高血糖,临床还可用于治疗冠心病、心绞痛、肋间神经痛等
踝痛穴	前臂掌侧,腕横纹正中	踝关节软组织损伤,踝关节扭伤,跟骨骨刺,足跟痛等
咽痛穴	第二掌骨桡侧缘的中点	急慢性咽炎,慢性喉炎,慢性扁桃体炎等
颈痛穴	手背部,握拳,第四掌骨与第五掌骨之间,指掌关节前凹陷中	颈部软组织损伤,落枕,颈肩综合征,颈肩肌腱炎,颈性头痛,颈性眩晕等

名称	定　位	主　治
指麻穴	手部,半握拳,第五掌骨中点处	末梢神经炎引起的手指麻木,中毒性休克,糖尿病,神经衰弱,精神分裂症,落枕,急性腰扭伤
感冒穴	半握拳,中指与无名指掌关节之间凹陷处	感冒,鼻炎,头痛,上呼吸道感染,腰肌劳损,坐骨神经痛
痛经穴	胸骨柄正中线中点,相当于第四肋间隙	原发性痛经、继发性痛经、经前期紧张综合征,临床还可用于盆腔炎、阴道炎、附件炎等
面瘫穴	肩部,锁骨外 1/3 处斜向上 2 寸	面神经麻痹、面瘫后遗症、面肌痉挛,还可用于治疗乳突炎、流行性腮腺炎、胆囊炎
神衰穴	脐窝正中	神经衰弱,自主神经功能紊乱,更年期综合征
痤疮穴	第七颈椎棘突下	痤疮,脂溢性皮炎,面部疖肿,面部色素沉着,毛囊炎,湿疹等

名称	定 位	主 治
疲劳穴	肩膀正中,相当于大椎至肩峰连线的中点	旅游疲劳综合征,更年期综合征,腰背部综合征,神经衰弱等
乳腺穴	肩胛骨中心处,肩胛内上缘与肩胛下角连线的上1/3处	急性乳腺炎、乳腺增生、产后缺乳、乳房胀痛,临床还可用于治疗胸部软组织损伤
肩背穴	尾骨旁开4~5 cm处	颈肩综合征,颈间肌筋膜炎,肩关节周围炎等
耳聋穴	股外侧,髋关节与膝关节连线的中点	神经性耳聋,爆震性耳聋,梅尼埃病,神经性耳鸣等
肩痛穴	腓骨小头与外踝连线的上1/3处	肩关节软组织损伤,肩周炎,根型颈椎病,颈间肌筋膜炎,落枕等
腹痛穴	腓骨小头前下方凹陷中(阳陵泉)	急性胃炎,急性肠炎,急性阑尾炎,急性胃痉挛,急性胰腺炎,急性胆囊炎等
过敏穴	屈膝位的髌骨上角上2寸处,股四头肌内侧隆起处	支气管哮喘,急性荨麻疹、风疹、湿疹、皮肤瘙痒、牛皮癣,神经性皮炎等

名称	定位	主治
肘痛穴	髌骨与髌韧带两侧的凹陷中	肘关节软组织损伤,肱骨外上髁炎,肱骨内上髁炎,不明原因的肘关节疼痛
癫痫穴	胫骨与腓骨之间,髌骨下沿至踝关节连线的中点	癫痫,癔症性昏厥,精神分裂症,神经衰弱等
精裂穴	委中与足跟连线的中点,腓肠肌腹下正中凹陷的顶端	精神分裂症,癔症,癫痫,休克,昏迷,中暑,急性腰扭伤等
肾病穴	外踝高点之上8 cm,腓骨内侧前缘	急慢性肾炎,肾盂肾炎,膀胱炎,尿道炎等
腕痛穴	足背踝关节横纹的中点旁开1寸处	腕关节软组织损伤,腕关节扭伤,腕关节腱鞘炎等
头痛穴	足背第一、第二趾骨结合之前凹陷中	偏头疼,神经性头痛,血管性头痛,颈性头痛,高血压性头痛,低血压性头痛等
降压穴	足弓部画一个十字,交点即为此穴	高血压,休克,昏迷,高热,精神分裂症,癫痫等
膝痛穴	相当于曲池外1寸处	膝关节疼痛

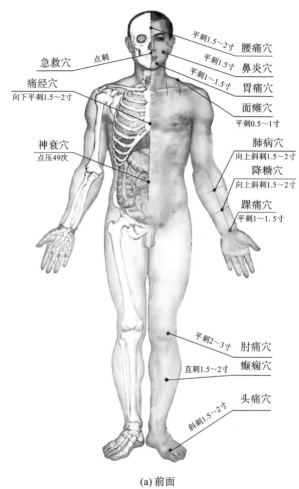

急救穴　点刺

痛经穴
向下平刺1.5～2寸

神衰穴
点压49次

平刺1.5～2寸　腰痛穴

平刺1.5寸　鼻炎穴

平刺1～1.5寸　胃痛穴

面瘫穴
平刺0.5～1寸

肺病穴
向上斜刺1.5～2寸

降糖穴
向上斜刺1.5～2寸

踝痛穴
平刺1～1.5寸

平刺2～3寸　肘痛穴

直刺1.5～2寸　癫痫穴

头痛穴

斜刺1.5～2寸

(a) 前面

图 1-13-4　平衡针穴位

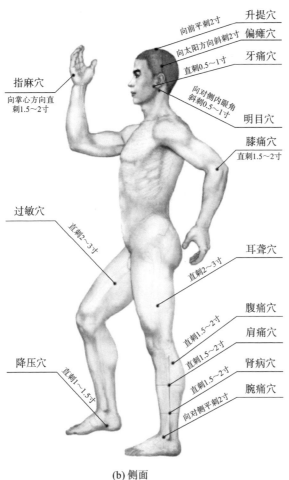

指麻穴

向掌心方向直刺1.5～2寸

升提穴

向前平刺2寸

偏瘫穴

向太阳方向斜刺2寸

牙痛穴

直刺0.5～1寸

向对侧内眼角斜刺0.5～1寸

明目穴

膝痛穴

直刺1.5～2寸

过敏穴

直刺2～3寸

耳聋穴

直刺2～3寸

腹痛穴

肩痛穴

直刺1.5～2寸

肾病穴

直刺1.5～2寸

腕痛穴

向对侧平刺2寸

降压穴

直刺1～1.5寸

(b) 侧面

续图 1-13-4

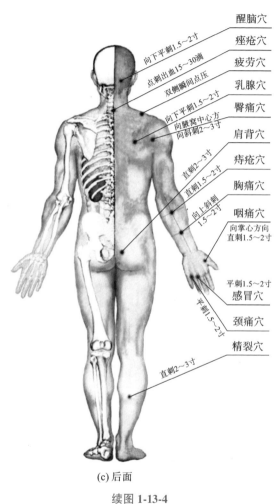

向下平刺1.5～2寸

点刺出血15～30滴

双侧瞬间点压

向下平刺1.5～2寸

向腋窝中心方

向斜刺2～3寸

直刺2～3寸

直刺1.5～2寸

向上斜刺
1.5～2寸

向掌心方向
直刺1.5～2寸

平刺1.5～2寸

平刺1.5～2寸

直刺2～3寸

醒脑穴

痤疮穴

疲劳穴

乳腺穴

臀痛穴

肩背穴

痔疮穴

胸痛穴

咽痛穴

感冒穴

颈痛穴

精裂穴

(c) 后面

续图 1-13-4

(二)针刺手法

1. 提插针刺手法　为寻找正确的针感而采用的上下提插针刺方法。主要适用于具有特殊针感的穴位,如降压穴、降脂穴、肩痛穴等。

2. 强化性针刺手法　主要是对针刺达到要求深度以后,不提插而采用捻转的针刺方法。主要适用于病情较重、穴位针刺较深而采取的一种通过滞针强化针感的手法,如颈痛穴、腰痛穴、膝痛穴、臀痛穴等。

3. 一步到位针刺手法　对针刺深度在 2 cm 以内的穴位采取的一种针刺手法。适用于比较表浅的穴位(如明目穴等),原则上要求不提插,不捻转,进针后即可出针。

4. 两步到位针刺手法　对针刺深度在 4 cm 以内的穴位(如耳聋穴、过敏穴、牙痛穴、胸痛穴等)采取的一种针刺手法。第一步,将针尖刺入体内;第二步,将针体推到要求的深度,不提插,可以实施强化性针刺手法,然后出针。

5. 三步到位针刺手法　对针刺深度在 6 cm 以内的穴位(如偏瘫穴等)采取的一种针刺手法。第一步,将针尖刺入体内;第二步,将针体推入 3~4 cm;第三步,将针体刺入至 5 cm 深左右,实施强化性针刺手法。

第二章　推拿疗法类

第一节　皮部经筋推拿技术

一、概要

皮部经筋推拿,是在经络理论指导下,以㨰法、推法、按法、揉法、擦法等手法作用于全身各部体表,刺激皮部(包括皮肤、皮下组织)、经筋(包括筋膜、肌肉、韧带、关节囊等组织),使皮部受到良性刺激或使经筋张力发生改变的技术。

二、操作

(一)摆动类手法

以指、掌或腕关节做协调连续摆动的手法称摆动类手法。包括㨰法、一指禅推法和揉法等。

1. 㨰法　以手背面在治疗部位进行不间断的往返㨰动的手法。

手指自然屈曲,小指、无名指的掌指关节屈曲约 90°,余指屈曲的角度则依次减小,如此则使手背沿掌横弓排列成弧面,形成㨰动的接触面。以第五掌指关节背侧附着于治疗部位,前臂主动做推旋运动,带动腕关节做较大幅度的屈伸和一定的旋转活动,使手背面偏尺侧部在治疗部位上不间断地往返㨰动(图2-1-1)。每分钟操作120~160次。

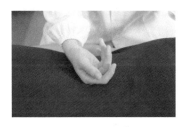

视频二维码

图2-1-1　㨰法

2. 一指禅推法　以拇指端或螺纹面着力于治疗部位,通过前臂的往返摆动带动拇指做屈伸运动的手法。

肩、肘关节放松,拇指伸直,余指的掌指关节和指间关节自然屈曲,以拇指端或螺纹面着力于体表治疗部位,前臂做主动的横向摆动运动,带动拇指掌指关节或拇指指间关节做有节律的屈伸运动(图2-1-2)。每分钟操作120~160次。

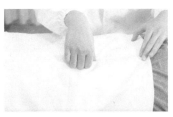

视频二维码

图2-1-2　一指禅推法

动作要求沉肩、垂肘、悬腕、指实、掌虚、紧推慢移。一指禅推法操作时，往往边推边根据临床需要沿一定的方向移动，要求摆动的频率较快而移动的速度较慢，称为"紧推慢移"。如以指端操作，其接触面小，易于施力，刺激相对较强；而以螺纹面操作，则接触面相对较大，刺激亦相对较平和。一指禅推者多用于躯干部及四肢部的经络腧穴。

3. 揉法　以手掌、手指在治疗部位做轻柔和缓的上下、左右或环旋动作的手法。

（1）掌揉法　肩、肘、腕关节放松，以手掌或鱼际部位吸定于体表治疗部位，用前臂旋转带动腕关节做轻柔和缓的上下、左右或环旋动作（图2-1-3）。着力点吸定并带动皮下组织；压力均匀，灵活协调，富有节律，每分钟120~160次。

（2）指揉法　肩、肘、腕关节放松，以指腹吸定于体表治疗部位，做轻柔和缓的上下、左右或环旋动作（图2-1-4）。着力点吸定并带动皮下组织；压力均匀，灵活协调，富有节律，每分钟120~160次。

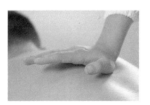

图2-1-3　掌揉法

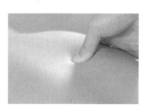

图2-1-4　指揉法

（二）摩擦类手法

以掌、指或肘贴附在体表做直线或环旋移动的手法称摩擦类手法。包括摩法、抹法、擦法、推法和搓法等。

1. 摩法 用手指或手掌在体表做环形或直线往返运动的手法。

（1）指摩法 手指自然伸直，食指、中指、无名指并拢，腕关节略屈，以食指、中指、无名指掌面着于治疗部位，前臂做主动摆动，通过腕关节带动手指在体表做环形运动（图 2-1-5）。顺时针和逆时针方向均可，每分钟操作 100~120 次。

（2）掌摩法 手掌自然伸直，腕关节略背伸，将手掌平置于治疗部位上，前臂做主动摆动，通过腕关节带动手掌在体表做环形运动（图 2-1-6）。顺时针和逆时针方向均可，每分钟操作 100~120 次。

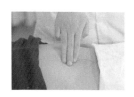

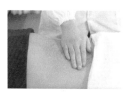

视频二维码

图 2-1-5 指摩法　　　图 2-1-6 掌摩法

2. 抹法 用手指或手掌在治疗部位做沿上下左右方向或弧形曲线往返运动。抹法用力宜轻，不带动皮下组织，动作轻盈灵快；摩法用力稍重，可带动皮下组织，动作稍缓慢。

（1）指抹法　以单手或双手拇指螺纹面紧贴于治疗部位，余指置于相应的位置以固定助力，拇指主动运动，沿上下或左右方向或沿弧形曲线往返运动（图2-1-7）。即做拇指平推然后拉回，或做分推、旋推及合推，可根据治疗部位的不同而灵活运用，但用力较推法为轻。如果直接在皮肤上操作，需要涂抹介质，各种抹法均要遵循这一要求。

（2）掌抹法　以单手或双手掌面紧贴于治疗部位上，以肘关节的屈伸运动带动掌面，做上下或左右方向或弧形曲线往返运动（图2-1-8）。

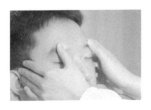

图2-1-7　指抹法

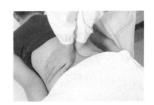

图2-1-8　掌抹法

3. 擦法　以指或掌紧贴治疗部位，做快速均匀的直线往返摩擦，使之产生热量的手法。

（1）掌擦法　腕关节伸直并保持一定的紧张度，全手掌着力于治疗部位，稍用力下压，以肩关节和肘关节的屈伸，带动手掌在治疗部位做均匀的直线往返摩擦运动（图2-1-9）。频率为每分钟80~100次。

（2）侧擦法　腕关节伸直并保持一定的紧张度，小鱼际着力于治疗部位，稍用力下压，以肩关节和肘关节的屈伸,带动小鱼际在治疗部位做均匀的直线往返摩擦运动(图 2-1-10)。频率为每分钟 80~100 次。

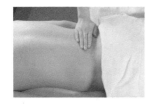
图 2-1-9　掌擦法

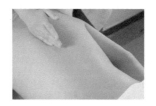
图 2-1-10　侧擦法

(3)鱼际擦法　腕关节伸直并保持一定的紧张度,鱼际着力于治疗部位,稍用力下压,以肩关节和肘关节的屈伸,带动鱼际在治疗部位做均匀的直线往返摩擦运动(图 2-1-11)。频率为每分钟 80~100 次。

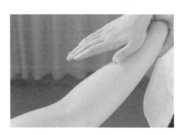
图 2-1-11　鱼际擦法

4. 推法　以手指、掌或拳、肘等部位着力于治疗部位,做单向的直线推动的手法。

(1)拇指推法　腕关节略屈并偏向尺侧,以拇指指腹紧贴于治疗部位,其余四指置于双侧或相应位置以固定助力,做直线推动(图2-1-12)。

(2)掌推法　腕关节略背屈,以掌根部紧贴于治疗部位,以伸肘的力量为主做直线推动(图2-1-13)。

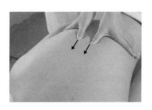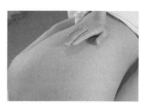

图2-1-12　拇指推法　　　　图2-1-13　掌推法

5.搓法　以双手掌面置于肢体两侧做交替搓动的手法。

以双手掌面置于治疗部位两侧,令患者肢体放松,前臂与上臂部主动施力,做方向相反的较快速搓动,并同时做由上而下移动或上下往返的运动(图2-1-14)。搓法具有明显的疏松肌筋、调和气血的作用。常用于四肢和胸胁部、背部,尤以上肢应用较多,常作为推拿治疗的结束手法。

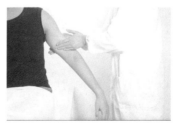

视频二维码

图2-1-14　搓法

(三)挤压类手法

用指、掌、肘或膝、足等部位对称性挤压患者体表的方法称挤压类手法,包括按、点、捏、拿、捻和拨等法。

1. 按法 用指、掌或者肘尖用力按压的一种手法。如用拇指、食指、中指或无名指按压称指按法;用鱼际、掌根或全掌按压称掌按法;用肘尖按摩称为肘按法。按法常与揉法配合,称"按揉"。按法也可与擦法配合用于治疗颈项、腰背、臀及四肢关节病变。

(1)指按法 术者握拳悬腕,拇指伸直并紧靠于食指中节桡侧,用拇指指腹平稳按压治疗部位,用力要由轻到重,稳而持续。适用于全身各部,尤以经络、腧穴常用。

(2)掌按法 术者沉肩、垂肘,腕关节放松,以肩关节为支点,用掌根、鱼际或全掌着力按压体表(单手力量不足时,可用双手掌重叠按压(图2-1-15)),身体上半部分自然前倾,使重量通过上、前臂传到手掌部,保持按压的用力方向与受力面垂直,用力由轻到重,稳而持续,使刺激充分达到肌体组织的深部,整个动作缓慢而有节奏。掌按法适用于背部、腰部、下肢后侧以及胸部、腹部等面

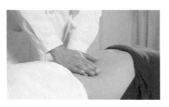

图 2-1-15　叠掌按法

积较大而又较为平坦的部位。

2. 点法 以指端或指间关节垂直按压体表的方法。

（1）指端点法 术者握拳，拇指伸直并紧靠于食指中节桡侧，用拇指端平稳按压治疗部位（图 2-1-16）。操作时用力方向宜与受力面垂直，用力由轻到重，稳而持续或瞬间用力，以患者能忍受为度。

（2）指节点法 术者握拳，以食指、拇指或中指屈曲的指间关节骨突部，着力于受术体表平稳按压（图 2-1-17）。操作时用力方向宜与受力面垂直，用力由轻到重，稳而持续或瞬间用力，以患者能忍受为度。

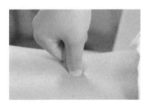 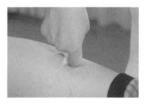

图 2-1-16　指端点法　　　　图 2-1-17　指节点法

3. 捏法 以拇指与食、中两指相对用力捏拿皮肤的手法（图 2-1-18）。

充分暴露治疗部位，用拇指桡侧缘顶住皮肤，食、中两指前按，三指同时用力提拿肌肤，双手交替捻动向前推行，本法又称翻皮肤；或食指屈曲，用食指中节桡侧缘顶住皮肤，拇指前按，两指同力提拿肌肤，双手交替捻动向前推行。夹持的力量要松紧适宜，不要捏得太紧，以免引起疼痛。

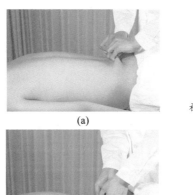

视频二维码

(a)

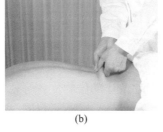

视频二维码

(b)

图 2-1-18　捏法

4. 拿法　拇指与其余手指的掌面相对用力,捏住并提起皮肤和经筋等软组织的手法。三指拿法常用于颈项部,五指拿法常用于头部及四肢部。

(1)三指拿法　拇指与食、中两指掌面相对用力,捏住并提起皮肤和经筋等软组织的手法。

腕关节适度放松,以单手或双手的拇指与食、中两指掌面相对用力,捏住治疗部位的皮肤等软组织,捏紧后将皮肤等软组织上提再慢慢放下,再捏紧、提起、放下,反复操作(图 2-1-19)。操作时,捏住的皮肤等软组织在放下时不可完全放松,手要保持一定的紧张度,捏住治疗部位。

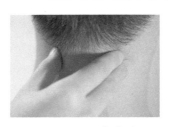

图 2-1-19　三指拿法

（2）五指拿法　拇指与其余四指掌面相对用力,捏住并提起皮肤和经筋等软组织的手法。

腕关节适度放松,以单手或双手的拇指与其余四指掌面相对用力,捏住治疗部位的皮肤等软组织,捏紧后将皮肤等软组织上提再慢慢放下,再捏紧、提起、放下,反复操作(图 2-1-20)。操作时,捏住的皮肤等软组织在放下时不可完全放松,手要保持一定的紧张度,捏住治疗部位。

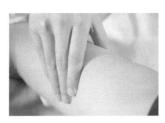

图 2-1-20　五指拿法

5. 捻法　术者肩关节放松,肘关节屈曲,腕关节微背屈,以一手固定治疗部位近端,另一手拇、食指或拇、食、中指自然屈曲,螺纹面相对稍用力挤压治疗部位,在保持一定挤压力的基础上做对称的快速搓揉捻动,同时沿治疗部位轮廓往返(图2-1-21)。在小关节部位操作时,一般先夹持小关节根部,然后边捻转边向远端移动。

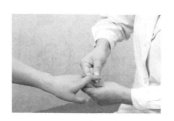

图 2-1-21　捻法

6. 拨法　以拇指或肢体其他部位深按于治疗部位,垂直于肌纤维、肌腱或韧带走行方向进行单向或往返推动的手法。

拇指伸直,以指端着力于治疗部位,其余四指置于相应的位置以助力,拇指下压至一定的深度,再垂直于肌纤维、肌腱或韧带走行方向进行单向或往返推动(图2-1-22)。若单手指力不足,亦可以双手拇指重叠操作。除拇指外,也可用其他手指端、指间关节或肘等部位施力。适用于

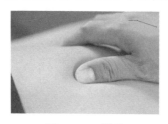

图 2-1-22　拨法

全身各部位的肌纤维、肌腱、韧带等组织。

(四)振动类手法

以较高频率、有节律性、轻重交替刺激的手法,持续作用于人体的手法称振动类手法,包括抖法和振法。

1.抖法　用双手握住患者的上肢或下肢远端,用力做连续的小幅度的上下抖动(图2-1-23)。操作时抖动幅度要小、频率要快,同时嘱患者充分放松肌肉。

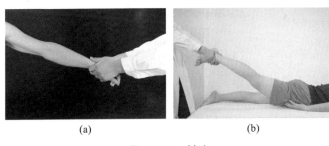

(a)　　　　　　　　(b)

图2-1-23　抖法

2.振法　将手指或手掌着力在体表,以振动力作用于损伤部位的一种手法(图2-1-24),包括指振法和掌振

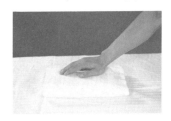

图2-1-24　振法

法。操作时力量要集中于指端或手掌上,振动时频率快速、均匀,着力渗透、传导。

（五）叩击类手法

用手指、手掌、拳背叩打体表的一类手法称为叩击类手法,包括拍、击等法。

1. 拍法 用虚掌拍打患者体表的手法（图 2-1-25）。

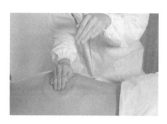

图 2-1-25 拍法

腕关节放松,以肘关节为支点,前臂主动运动,上下挥臂,平稳而有节奏地用虚掌拍击治疗部位。可单手操作,亦可双手交替操作。本手法拍击时力量较重,以皮肤轻度充血发红为度。

2. 击法 用拳、掌根、掌侧小鱼际、指尖或桑枝棒击打体表一定部位的手法。

（1）拳击法 术者握空拳,前臂发力,以拳背、拳底着力,有弹性、有节律地击打治疗部位（图 2-1-26）。

（2）侧击法 又称为小鱼际击法。腕关节略屈曲、略偏向桡侧,前臂发力,以手的尺侧（包括第 5 指和小鱼际）着力,有弹性、有节律地击打患者体表（图 2-1-27）。侧击

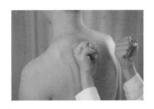
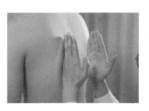

图 2-1-26　拳击法　　　　图 2-1-27　侧击法

法可双手交替操作,也可两手相合同时击打治疗部位。

(3)棒击法　术者手握桑枝棒,前臂发力,有弹性、有节律地击打治疗部位(图2-1-28)。

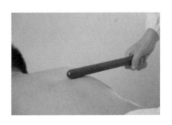

图 2-1-28　棒击法

(六)运动关节类手法

对关节做被动性活动的一类手法称为运动关节类手法,包括摇法、背法、扳法和拔伸法。

1.摇法　使关节做被动的环转运动的手法。

(1)颈项部摇法　一手扶住患者头顶后部,另一手托住下颏,做左右环转摇动(图2-1-29)。

(2)肩关节摇法　一手扶患者肩部,另一手握住腕部或托住肘部,做环转摇动(图 2-1-30)。

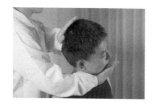
图 2-1-29 颈项部摇法

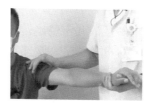
图 2-1-30 肩关节摇法

（3）髋关节摇法　患者仰卧,髋膝屈曲,术者一手托住患者足踝,另一手扶住膝部做髋关节环转摇动(图 2-1-31)。

（4）踝关节摇法　一手托住患者足后部,另一手握住趾部,做踝关节环转摇动(图 2-1-32)。

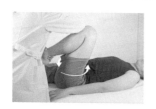
图 2-1-31 髋关节摇法

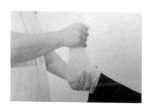
图 2-1-32 踝关节摇法

操作时动作要缓和,用力要稳,摇动方向和幅度须在各关节正常活动范围内,由小到大,循序渐进。

2. 背法　术者和患者背靠背站立,两肘分别套住患者肘弯部,然后弯腰屈膝挺臀,将患者反背起,使其双脚离地,以牵伸患者腰脊柱,再做快速伸膝挺臀动作,同时以臀部着力颤动或摇动患者腰部的方法(图 2-1-33)。

3. 扳法　双手朝相反方向或同一方向用力扳动肢体称为扳法(图 2-1-34)。不同部位有不同的扳法。颈部有颈椎斜扳法和定位旋转扳法。胸背部有扩胸牵引扳法和胸椎对抗复位法。腰部常用腰部斜扳法。

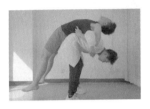

图 2-1-33　背法

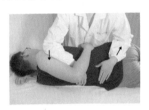

图 2-1-34　扳法

在临床治疗的实际运用中,上述这些基本操作方法可以单独或复合运用,视具体情况而定。

三、注意事项

(1)注意手法力量的控制,不要对关节位置造成太大影响。

(2)如果直接在皮部操作,需要辅助推拿介质,以保护皮肤。

(3)皮部经筋推拿技术主要适用于疾病早期,如果不能改善症状,需要及时加用其他适宜技术。

四、禁忌

(1)急性软组织损伤局部出血、肿胀严重。

(2)开放性损伤。

（3）可疑或已明确诊断为骨与关节及软组织肿瘤。

（4）骨关节结核、骨髓炎、化脓性关节炎等骨病。

（5）有严重心、肺、脑以及有出血倾向或有凝血功能障碍的血液病。

（6）有精神疾病等不能合作者。

（7）治疗部位有严重皮肤损伤或皮肤病者。

（8）感染性疾病。

（9）肌腱断裂、骨折或脱位。

第二节　小儿推拿技术

一、概要

小儿推拿是指通过对小儿体表经穴施以不同的推拿手法，发挥治疗和预防疾病作用的一种方法。小儿具有特殊的生理病理特点，即脏腑娇嫩，生长发育较快，腠理疏松，神气怯弱，肌肤筋骨柔弱等，因此小儿推拿手法不同于成人推拿，要求做到轻快柔和、平稳着实。

二、操作

（一）推法

以拇指或食、中两指的螺纹面着力，附着在患儿体表特定穴位上，做单方向的直线或环旋移动的手法称为推法。

1. 直推法　医者用拇指螺纹面或指端的桡侧缘（或用食、中两指螺纹面），在选定的穴位上做单向直线推动

（图 2-2-1）。

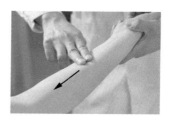

图 2-2-1　直推法

　　肩、肘、腕关节自然放松，指间关节伸直。以拇指端的桡侧缘，或以拇指螺纹面，或食、中两指指腹在穴位上做直线推动。按离心方向推为清，按向心方向推为补，来回为清补。直推法为单方向直线推动。动作均匀柔和，频率为每分钟 240～300 次。直推法常用于线状穴位，如推七节骨、推大肠、开天门、推坎宫等。

　　2. 分推法　医者用双手拇指端的桡侧缘或螺纹面，或用双手食、中指螺纹面自穴位中间向两旁做反向推动，又称分法（图 2-2-2）。

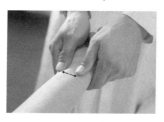

图 2-2-2　分推法

肩、肘、腕关节自然放松,指间关节伸直。以两手拇指的桡侧缘或螺纹面,或双手大鱼际,或用双手食、中两指的螺纹面从穴位中央向两旁做反向推动。分推法为从穴位中点向外沿直线或弧形推动。动作均匀柔和,频率为每分钟240~300次。分推法常用于线状穴位,临床上用于分推坎宫、分推腕阴阳、分推胸阴阳、分推背阴阳等。

3. 合推法 用双手拇指螺纹面,或双手大鱼际,或用双手食、中两指的螺纹面从穴位两旁向中间做单方向的合向推动(图2-2-3)。

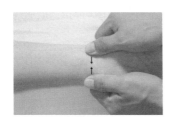

图2-2-3 合推法

肩、肘、腕关节自然放松,指间关节伸直。用双手拇指螺纹面,或双手大鱼际,或用双手食、中两指的螺纹面从穴位两旁向中间做单方向的合向推动。合推法为从穴位两旁向内沿直线或弧形推动。动作均匀柔和,频率为每分钟240~300次。合推法常用于线状穴位,如合推坎宫、合推腕阴阳、合推胸阴阳、合推背阴阳等。

4. 旋推法 用拇指螺纹面在穴位上做顺时针方向旋转推动的方法(图2-2-4)。

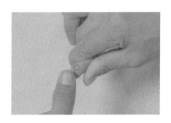

图 2-2-4　旋推法

肩、肘、腕关节自然放松,指间关节伸直,以拇指螺纹面在穴位上做顺时针方向的旋转推动。旋推法的运动轨迹是一个环形或弧形。动作均匀柔和,频率为每分钟 240～300 次。

(二) 按法

用拇指或中指端或掌心在一定的穴位向下逐渐用力按压的方法称为按法(图 2-2-5)。

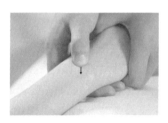

图 2-2-5　按法

操作时用力方向要垂直于体表。按压的力量由轻到重,逐渐增加,平稳而持续,按压时着力部位要紧贴患儿体表,不能移动。

(三)摩法

用手掌掌面或食、中、无名指指掌面附着于一定部位,以腕关节连同前臂做环形的有节律的摩擦的方法称为摩法(图2-2-6)。

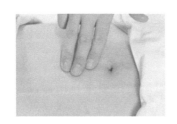

图2-2-6 摩法

肩、肘、腕关节放松,指腹或手掌自然着力,不可用力下压,以腕关节带动手指或以前臂带动腕关节在被操作部位做环形摩动。动作宜轻柔而有节奏。频率约为每分钟100次。一般以按摩的速度和方向来区别补泻,如急摩为泻、缓摩为补;顺时针摩为泻、逆时针摩为补。此法在小儿多用于腹部。

(四)运法

用拇指螺纹面在施术部位做弧形或环形推动称为运法(图2-2-7)。操作宜轻不宜重,宜缓不宜急。作用力仅达体表,只在皮肤表面运动,不带动深层肌肉组织。频率为每分钟80~120次。常用于运土入水或运水入土。

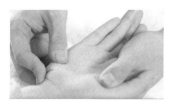

视频二维码

图 2-2-7　运法

(五) 掐法

手握空拳,用拇指指甲垂直用力按刺穴位的方法称为掐法(图 2-2-8)。

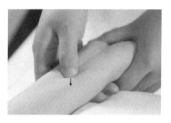

图 2-2-8　掐法

肩、肘、腕关节放松,用指甲垂直向下逐渐用力重刺穴位,切压不动,以指代针。主要用于急救,如掐人中。本法也可用于疾病的防治,一般轻掐后加揉,形成掐揉复合手法,如掐揉五指节。操作时要逐渐用力,以达到深透为止,不宜反复长时间应用,注意在重掐时不得掐破皮肤。

（六）搓法

用双手夹住患者上下肢体或躯体的一定部位,相对用力,快速搓动,同时上下往返移动的方法称为搓法(图2-1-14)。

操作时,用两手掌夹住所取的肢体或部位,相对用力搓摩,或同时做上下往返的移动。两手用力相等、速度均匀,搓动快、移动慢。切忌用生硬粗暴蛮力,以免搓伤皮肤与筋脉。主要适用于四肢和胁肋部。

（七）捏法

以拇指与食、中两指相对用力捏拿皮肤的方法称为捏法(图2-1-18)。捏法主要用于脊柱部,故称为捏脊。

捏脊的路线要直,紧捏慢移。

（八）拿法

用拇指端和食、中两指端,或用拇指与其他四指相对,捏住并提起皮肤和经筋等软组织,做一松一紧的拿捏的手法(图2-2-9)。操作时,用力应由轻而重,轻柔缓和,有节奏性和连贯性,不能突然用力。

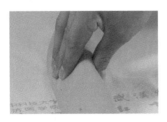

图2-2-9　拿法

（九）复式手法

复式手法是一种组合式手法，又称"大手法""十三大手法"等，是小儿推拿特有的操作手法。复式手法主要采用按序配伍施术，或多穴并施手法。具体使用时，可采用一个手法作用于多个穴位，或多个手法作用于同一个穴位，或多个手法作用于多个穴位的操作方法，一般联合运用多个手法和穴位。

1.飞经走气法 医者用右手拿住患儿左手四指，虎口相对，与拇指相对用力，用左手两指从曲池起弹击至总筋处数次，再用左手拿患儿腕部阴池、阳池二穴，右手使患儿左手四指一伸一屈，连续操作 20 次左右（图 2-2-10）。操作时用力轻巧，弹击至前臂微微泛红，动作协调连贯。

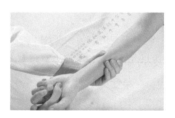

视频二维码

图 2-2-10　飞经走气法

2.摇斗肘法 医者先以左手拇、食、中三指托患儿之斗肘，再以右手拇、食两指叉入虎口，同时用中指按定小鱼际处，然后屈患儿之手上下摇之，摇 20～30 次（图 2-2-11）。操作时，按摇结合，动作均匀、和缓、协调。

视频二维码

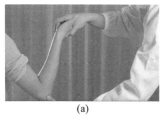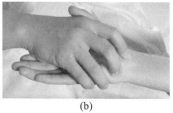

(a)　　　　　　　　　　(b)

图 2-2-11　摇斗肘法

3. 水底捞月法　医者以左手拿患儿四指,使患儿掌心向上,用中指蘸取凉水至劳宫处,揉运 10 次左右,再用拇指端蘸凉水,由小指根起推运,经掌小横纹、坎宫至劳宫为一遍,推 30~50 遍,边推运边吹气(图 2-2-12)。

视频二维码

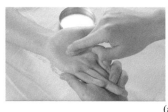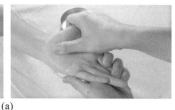

(a)

图 2-2-12　水底捞月法

4. 打马过天河法　患儿取坐位或仰卧位,或由家长抱坐怀中,医者面对患儿取坐位,用一手捏住患儿四指,使患儿掌心向上,用另一手的中指指腹运劳宫后,再用食、中两

视频二维码

指沿天河水弹击至肘弯处,边弹边轻轻吹气,自下而上弹击 20~30 遍(图 2-2-13)。以指腹细密弹打天河水,用力应轻巧柔和。

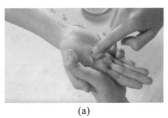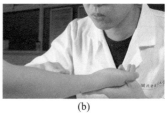

(a)　　　　　　　　　　　(b)

图 2-2-13　打马过天河法

5. 黄蜂入洞法　医者用食、中两指端紧贴患儿两鼻孔下缘处,以腕关节带动着力部分反复揉动(图 2-2-14)。操作要均匀、持续,用力要柔和、缓慢,一般揉动 50~100 次。

6. 按弦搓摩法　患儿取坐位或由家长抱坐怀中,较大的患儿最好令其两手叉搭在两肩上,医者以两手从患儿两胁搓摩至肚角处 50~100 次。操作时双手动作应协调,自上而下单向操作(图 2-2-15)。

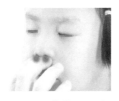　　　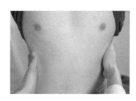

图 2-2-14　黄蜂入洞法　　　图 2-2-15　按弦搓摩法

7. 二龙戏珠法　以左手拿患儿之手,使掌心向上,前臂伸直,右手食、中两指端自患儿总筋处交互向前按之,直至洪池为止(图2-2-16)。双手协调,节律均匀,用力适度,操作20~30遍。

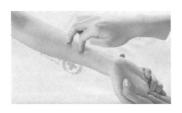

视频二维码

图2-2-16　二龙戏珠法

8.双凤展翅法　先用两手食、中两指夹住患儿两耳,并向上提3~5次后,再用一手或两手拇指端按揞眉心、太阳、听会、水沟、承浆、颊车诸穴,每穴按揞3~5次(图2-2-17)。

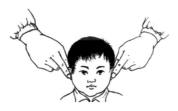

图2-2-17　双凤展翅法

9.开璇玑法　患儿取仰卧位,暴露胸腹部皮肤,医者立于其体侧,先用两手拇指自患儿璇玑沿肋骨向两侧分推,并自上而下分推至季肋;再从胸骨下端之鸠尾处向下直推至脐部;再用三指摩法或四指摩法以脐为中心沿顺时针或逆时针方向推摩患儿腹部;再从脐部向下直推至小腹部;最后再令患儿俯卧,推上七节骨(图 2-2-18)。上述各法操作 50~100 遍。

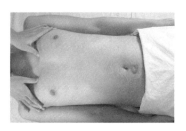

视频二维码

图 2-2-18　开璇玑法

三、注意事项

(1)小儿推拿常需使用介质以润滑皮肤。一般冬春季节及表寒证,宜蘸葱、姜汁推;夏秋季节及表热证,宜蘸清水或薄荷水推。

(2)对患儿实施推拿治疗,不仅要求医者手法熟练、用力均匀、动作轻柔、深透平稳,而且要求掌握好推拿的时间、次数、强度等规律。一般根据患儿的年龄、体质、病情虚实来决定推拿的时间、次数和强度。以 1 岁为标准,每穴推 2 min 左右(强刺激手法除外),每个主穴推 300 次左右。小于 1 岁或体质较弱者,推拿的时间可适当缩短,次数可适当减少;大于 1 岁或体质强壮者,时间适当延长,推拿次数适当增加。年龄小、体质弱、病证属虚者,手法宜轻;年龄大、体质强、病证属实者,手法可加重。

(3)在治疗过程中,医者和家长要注意保护患儿安全,防止因惧怕而从诊疗床上跌下受伤;医者或家长不要用力牵拉患儿四肢,避免扭伤。

(4)患儿治疗完毕后 30 min 内不要进食。出汗多者要及时补充水分。

(5)医者若手法使用不当,可能磨破患儿皮肤,一旦发生,应及时清洗消毒,防止感染。

四、禁忌

(1)推拿部位有皮肤破损、出血、感染者。

(2)皮肤高度过敏、患传染性皮肤病者。

(3)各种肿瘤,急性外伤性骨折、脱位,局部明显水肿者。

(4)患有免疫性血小板减少症、过敏性紫癜、血友病等疾病者。

第三节 整脊推拿技术

一、概要

整脊推拿主要施用于脊柱,以调整脊柱,恢复平衡为目的,主要包括松解类手法和整复类手法。松解类手法是用一定作用力施于软组织,以缓解痉挛、松解粘连,便于脊柱关节整复的一类手法。整复类手法是指以一定的技巧力作用于骨关节,起到矫正关节错缝作用的一类手法。它是术者徒手或借用机械装置,或直接将力作用于骨性杠杆,或通过骨性结构和软组织构成的体内固有杠杆的间接作用,使受术者脊柱关节的移动超过其正常活动。为了保证整脊手法的准确性、安全性和有效性,整复类手法的操作应符合稳、准、巧、快的基本技术要求。

二、操作

(一)松解类手法

具体可参考本章第一节相关内容。

(二)整复类手法

1.颈椎整复手法

(1)颈部摇法　受术者取坐位,颈项部放松。术者立于其背后或侧后方,以一手扶按其头顶后部,另一手托扶其下颏部,两手臂协调运动,反方向施力,使头颈部按顺时针或逆时针方向环形摇转,反复数次(图2-3-1)。

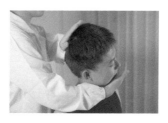

图2-3-1　颈部摇法

(2)颈部扳法。

①颈椎斜扳法:受术者取坐位,颈项部放松,头略前

倾或取中立位。术者立于其侧后方,一手扶受术者后颈部,另一手扶托其下颏部,两手协同动作,使其头部向侧方旋转,当转至最大限度时,略停顿片刻,即用"巧力寸劲"做一突发性的有控制的快速扳动,常可听到"喀"的弹响声(图 2-3-2)。随后可如法向另一侧扳动。颈椎斜扳法亦可仰卧位操作。

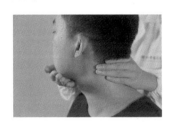

图 2-3-2 颈椎斜扳法

②颈椎定位旋转扳法:受术者、术者体位同上,术者一手拇指顶按住受术者病变颈椎棘突,另一手屈肘托住其下颏部,令受术者低头屈颈,至术者拇指下感到棘突活动、关节间隙张开时,令受术者保持这一前屈幅度,再使其向患侧屈至最大限度。然后将其头部慢慢旋转,当旋转至有阻力时略微停顿,即用"巧力寸劲"做一有控制的快速扳动,常可听到"喀"的弹响声,同时拇指下亦有棘突弹跳感(图 2-3-3)。

(3)颈部拔伸法。

①坐位拔伸法:受术者取坐位,术者立于其侧后方,一手扶于其枕后部以固定助力,另一侧上肢屈肘托住其

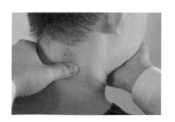

图 2-3-3　颈椎定位旋转扳法

下颏部,手掌扶住对侧头侧以加强固定,两手协调用力,向上缓慢拔伸颈项 1~2 min(图 2-3-4)。

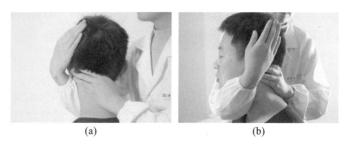

(a)　　　　　　　　　(b)

图 2-3-4　坐位拔伸法

②仰卧位拔伸法:受术者取仰卧位,术者坐于其头端凳上,一手托扶其枕后部,另一手扶托下颏部。双手臂协调施力,缓慢拔伸颈项,使颈椎得到持续的水平位牵引(图 2-3-5)。

2. 胸椎整复手法

(1)扩胸牵引扳法　受术者取坐位,双手十指交叉抱于枕后部,术者立于其后方,以一侧膝关节抵住其背部病

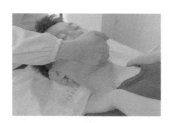

图 2-3-5　仰卧位拔伸法

变处,两手分别握扶住受术者两肘部,嘱其前俯后仰。前俯时呼气,后仰时吸气。如此活动数遍,待受术者后仰至最大限度时,术者随即用"巧力寸劲"将其两肘部向后方突然拉动,同时膝部向前顶抵,常可听到"喀"的弹响声(图 2-3-6)。

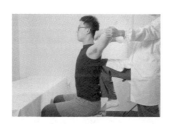

图 2-3-6　扩胸牵引扳法

(2)胸椎对抗复位法　受术者取坐位,双手交叉扣抱枕后部,术者立于其后方,两手臂自其两腋下伸入,并握住其两前臂下段,一侧膝部顶压住病变胸椎处。然后两手握住受术者前臂用力下压,膝部向前向下用力,与受术者前臂的上抬形成对抗牵引。持续片刻后,两手、两臂与膝部协同用力,以"巧力寸劲"做一突发性的、有控制的快速扳动,常可听到"喀"的弹响声(图 2-3-7)。

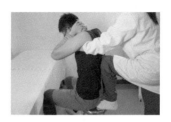

图 2-3-7　胸椎对抗复位法

(3)胸椎后伸扳肩法　受术者俯卧,全身放松,术者立于其健侧,一手拉住对侧肩前上部,另一手用掌根部着力,按压在病变胸椎的棘突旁。拉肩向后上方,缓缓按推胸椎向健侧,当遇到阻力时,略停片刻,随即以"巧力寸劲"做一快速的、有控制的扳动,听到弹响即表明复位(图 2-3-8)。

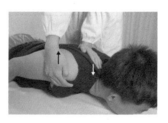

图 2-3-8　胸椎后伸扳肩法

(4)仰卧位胸椎整复法　受术者取仰卧位,两臂交叉于胸前,两手抱肩,全身放松。术者一手握拳,将拳垫在病变胸椎处,另一手前臂按压受术者外侧肘部。嘱受术者深呼吸,当呼气时,按肘一手随势下压,待呼气将尽未尽时,以"巧力寸劲"做一快速的、有控制的向下按压,听到弹响即表明复位(图2-3-9)。

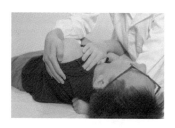

图 2-3-9　仰卧位胸椎整复法

(5)胸部提抖法　受术者取坐位,两手交叉扣抱枕后,术者立于其后,两手臂从其腋下伸入,从其上臂前绕至前臂下端,双手扣住置于受术者前臂下端。先环旋摇动受术者,待其放松后,两手臂迅速向上方提拉,听到弹响即表明复位(图2-3-10)。

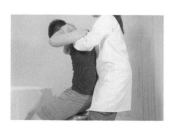

图 2-3-10　胸部提抖法

3. 腰椎整复手法

（1）腰部摇法。

①俯卧位摇腰法：受术者俯卧，两下肢伸直。术者一手按压其腰部，另一手前臂托抱住其双膝关节上部，做顺或逆时针方向的摇转（图 2-3-11）。摇转时按手可酌情加压，以决定摇转幅度。

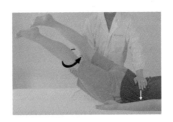

图 2-3-11　俯卧位摇腰法

②坐位摇腰法：受术者坐于床边，一助手双手按压受术者的膝部以固定。术者立于受术者背后，双手从受术者腋下穿过抱住受术者，然后环旋摇动受术者的腰部，并使其摇动的范围逐渐加大（图 2-3-12）。

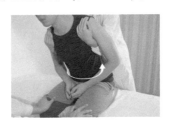

图 2-3-12　坐位摇腰法

（2）腰部背法　受术者、术者背靠背站立,术者两足分开,与肩同宽,两肘勾套住受术者两肘弯部,然后屈膝、弯腰、挺臀,将其背起来,使其双足离地,短暂持续一段时间,利用其自身重量以牵伸其腰椎。接着术者臀部施力,做小幅度的左右晃动或上下抖动,使受术者腰部放松。待其腰部完全放松时,做一突发的、快速的伸膝屈髋挺臀动作,以使其腰脊突然加大后伸幅度(图 2-1-33)。可以反复三次,并于后伸间歇辅以臀部轻度颤抖。主要用于腰椎后关节紊乱症、腰椎间盘突出症、急性腰扭伤等病症。

（3）腰部扳法。

①腰部斜扳法:受术者侧卧,健侧下肢在下,自然伸直,患侧下肢在上,屈膝屈髋。术者站于受术者腹侧,以两肘或两手分别抵住受术者肩前及臀部,协调用力,小幅度扭转腰部数次。待受术者腰部完全放松后,使其腰部扭转至有明显阻力时,略停片刻,然后施以"巧力寸劲"做一个突然的、增大幅度的快速扳动,听到弹响即表明复位(图 2-1-34)。

②腰椎定位旋转扳法:以棘突向右偏为例。受术者取坐位,一助手固定受术者的膝部。术者坐在受术者右后方,左手拇指置于偏歪棘突的右侧,右手从受术者右腋下伸入并置于受术者颈后。先使受术者腰部前屈至所要扳动的椎骨棘突开始运动时,再使受术者腰部向左侧屈并且右旋至最大限度(以上三个动作在腰部旋转过程中同时进行)后,做一个有控制的、稍增大幅度的、瞬间的旋

转扳动;同时左手拇指向左推按偏歪的棘突,听到弹响即表明复位(图 2-3-13)。

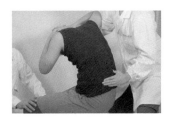

图 2-3-13　腰椎定位旋转扳法

③直腰旋转扳法:受术者取坐位,两下肢分开,与肩同宽,腰部放松。以向右侧旋转扳动为例。术者以两下肢夹住受术者左小腿及大腿以固定,左手抵住其左肩后部,右臂从其后腋下伸入并以右手抵住其右肩前部。两手协调用力,以左手前推其左肩后部,右手向后拉其右肩,且右臂部同时施以上提之力,如此,使其腰部向右旋转。至有阻力时,以"巧力寸劲"做一突然的、增大幅度的快速扳动,听到弹响即表明复位(图 2-3-14)。

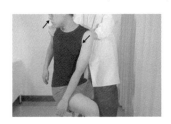

图 2-3-14　直腰旋转扳法

④腰部后伸扳腿法：受术者取俯卧位，术者站在受术者侧方，一手托起受术者对侧大腿的膝部，另一手按压其腰骶部。两手相对用力，使受术者腰部后伸至最大限度后，瞬间用力，使其后伸角度加大5°~10°(图2-3-15)。

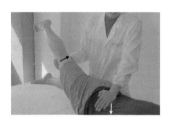

图2-3-15　腰部后伸扳腿法

⑤腰部后伸扳肩法：以棘突向左偏为例。受术者取俯卧位，术者站在受术者的左侧，左手顶住偏歪(胸腰段)棘突的左侧并向右方推；右手置于右肩前。两手相对用力，使受术者腰部后伸至最大限度，待受术者腰部放松后，术者两手瞬间用力，听到弹响即表明复位(图2-3-16)。

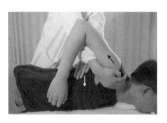

图2-3-16　腰部后伸扳肩法

(4)腰部拔伸法　受术者取俯卧位，一助手固定受术者两腋下,术者双手或借助治疗巾固定受术者的两个踝关节。术者与助手相对协调用力,两臂伸直,身体后仰,拔伸受术者腰部(图2-3-17)。

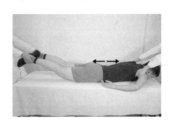

图 2-3-17　腰部拔伸法

(5)腰部抖法　受术者取俯卧位,一助手固定受术者腋下,术者两手分别握住受术者两踝关节,两臂伸直,身体后仰,与助手相对用力,牵引受术者腰部,待受术者腰部放松后,术者身体先向前,然后后仰,瞬间用力,上下大幅度抖动3~5次(图2-3-18)。

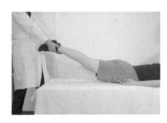

图 2-3-18　腰部抖法

(6)踩跷法　受术者取俯卧位,术者两手攀住预先固定好的扶手以调节踩踏的力量,双脚顺脊柱踩踏受术者腰部,并做适当弹跳晃动,使受术部位受到较重的压力刺激(图2-3-19)。注意弹晃时足尖不得离开受术部位;嘱受术者张口呼吸,随踩踏压力呼气;踩踏力量要适度,根据受术者体质、年龄确定,一般年老体弱者禁用。适于腰椎间盘突出症、功能性脊柱后凸或侧凸畸形等。

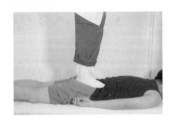

图 2-3-19　踩跷法

4.骶髂部整复手法

(1)髋关节摇法　受术者取仰卧位,两下肢伸直。术者站在患侧,一手扶患侧膝部,另一手扶踝部,先使膝关节屈曲,同时使患侧髋关节外展、外旋至最大限度,然后使髋、膝关节极度屈曲,再使髋关节极度内收、内旋(图2-1-31)。

(2)髋部抖法　受术者取俯卧位,术者双手握住其踝关节,在牵引的情况下做连续、快速、小幅度、均匀的上下抖动,使抖动力传至髋关节(图2-1-23(b))。

(3)伸髋法　受术者取侧卧位,患侧在上。术者站其身后,一手握住患侧踝部,另一手按于其腰区,然后两手协同用力,将患肢向后牵拉,置于腰区之手同时向前推按,似拉弓状,如此一拉一放,可重复操作数次(图2-3-20)。

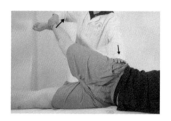

图2-3-20 伸髋法

(4)单屈髋法 受术者取仰卧位,术者站于患肢侧方,一手握住膝关节使患肢屈膝屈髋,另一手肘部下压脚背外侧,术者两手同时用力,使其髋、膝、踝关节同时屈曲,并尽量使患肢大腿贴近其腹部(图2-3-21)。

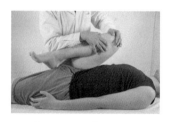

图2-3-21 单屈髋法

(5)双屈髋法 受术者取仰卧位,术者站于其身侧,一手握住其两踝部,另一手扶住其膝关节前方,使两侧膝、髋关节做屈伸动作,达到一定限度后,术者可弹动性地推动膝部,逐渐加大屈髋的角度,使其大腿尽量贴近腹壁(图2-3-22)。

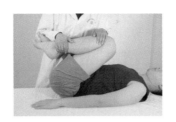

图 2-3-22　双屈髋法

三、注意事项

（1）熟练掌握和运用整脊推拿的原理、治则、手法，弄清局部解剖生理和病变局部结构，提高手法的准确性、有效性和安全性。

（2）以脊椎结构异常变化部位为中心施术，在施术前后对周围软组织放松调整。

（3）施术过程中不应追求弹响声均出现。弹响声是关节突然受到牵拉或扭转时，瞬间拉力超过关节腔内中心的负压力，关节腔内周围的气体迅速向中心扩散所致。弹响既可在正常关节运动时出现，亦可在错位脊椎复位时发出。因此，弹响声并不一定代表错位关节已复正。在复位过程中切忌强求弹响声的出现，以免损伤脊椎及脊周组织。

（4）不宜用暴力、蛮力，而要用巧力寸劲，并且在施术过程中应密切观察受术者的表情和身体反应，以推测手法恰当与否。

（5）施术时应细心认真，全神贯注，意到手到，意先于手，顺次调整脊椎、神经、肌肉及器官功能。

（6）注意手法的变换与衔接。一个完整的操作过程往往由数种手法组合而成，操作时需要经常变换手法，并要求术者的步法要根据手法的需要而变化，使手法变换自然、连续而不间断。

四、禁忌

（1）脊柱感染性疾病，如脊椎结核、椎骨骨髓炎及其他化脓性感染。

（2）脊柱区外伤出血，脊椎骨折早期，椎骨骨质疏松症等骨质有明显病理性改变。

（3）脊椎恶性肿瘤部位。

（4）脊柱外伤引起气闭昏迷，吐、衄、便血，骨折断端压迫或刺伤脏器，开放性损伤等。

（5）局部皮肤破损，水火烫伤，传染性皮肤病。

（6）妇女妊娠、经期，剧烈运动后，极度劳累、饥饿、虚弱及酒后神志不清者，一般不宜立即做整脊治疗。

（7）对疼痛高度敏感者，传染病传染期者。

第四节　脏腑推拿技术

一、概要

脏腑推拿是指在中医理论指导下，根据脏腑经络学说,在人体体表(以腹部及其经穴为主,也可针对不同疾病配合选用头面、胸腰背、四肢等部位及穴位)运用特定的推拿手法,以预防及治疗因脏腑功能失调导致的内科、妇科及男科等病症的一种疗法。

二、操作

(一)层按法

左手全掌附着于腹部,以食指掌指关节吸定在腹部特定部位,右手在左手背部按压,随受术者呼吸徐徐上升或者下降,做不同力度、不同深浅层次的按压,在不同层面的升降变动中,实现补泻的方法称为层按法(图2-4-1)。

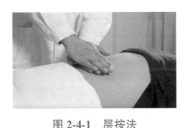

视频二维码

图 2-4-1 层按法

受术者仰卧,术者位于其左侧,以左手食指掌指关节掌面附着于受术者特定部位或穴位,右手压于左手背面,随受术者呼气所产生的腹部收缩下伏着力缓慢按压,徐徐下降,使每一次微小的按压"叠加",直至手法深透到所需层次,保持此按压层次,待受术者得气后,按而留之,持续一定时间。或双手随受术者呼吸而产生的腹肌放松和扩张逐渐变化按压力度,轻缓上提或下按至另一层面,按而留之,得气后停留一定时间,徐徐上升,待无压力状态下,右手先离开左手,左手离开腹部,结束手法。

(二)捵法

以拇指或中指指腹着力,附着于腹部及背部特定部位或穴位,围绕手指的纵轴做回旋或左右捻按,类似于捵按手印的动作,以调畅气机、补虚泻实,称为捵法(图2-4-2)。

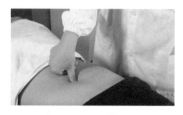

视频二维码

图 2-4-2　捵法

受术者仰卧,术者立于受术者一侧,术者的拇指自然伸直,屈食指中节紧贴于拇指横纹之下,或者食、中指自然伸直,食指指腹叠压于中指指甲;以拇指或中指指腹缓缓附着于特定部位或穴位,直至完全陷入特定部位或穴位,前臂做小幅度内旋、外旋动作,通过腕部带动拇指或中指旋转按,使拇指或中指指腹正中螺纹作用在受术部位上,偏桡侧与偏尺侧交替接触受术部位;或者两个偏锋相继旋转作用在受术部位上。通过前臂内旋、外旋,带动旋转方向,以左右偏锋接触的形式,产生直接的补泻效果。通过旋动使指劲逐渐捻入,直至深层组织出现酸胀样得气感,持续手法,每分钟 20~40 次,操作 0.5~1 min。

(三) 旋揉法

单掌附着于腹部,虚扣放于特定部位,以外劳宫为悬提中心,通过腕关节的环旋,使大鱼际、掌根部、小鱼际、小指尺侧、小指至食指指腹、拇指桡侧偏锋依次按压在腹部特定部位或穴位,或沿腹部做顺时针或逆时针循环揉动的动作,达到调和气血,调整胃肠功能的作用,称为旋揉法。双掌叠加操作时,以重叠部分为悬提中心,下层手法同旋揉法,叠加的另一手同单手揉方向,则称为选揉法。

1. 旋揉法 右手掌指关节、指间关节屈曲,虚掌环扣于受术者特定部位,手掌沿大鱼际、掌根部、小鱼际、小指尺侧、小指至食指指腹、拇指桡侧顺序做环转交替施力按压并循环揉动(图 2-4-3)。每分钟 15~30 次,或手掌在腹部以顺时针或逆时针移动。

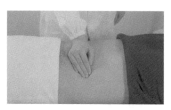

视频二维码

图 2-4-3　旋揉法

2. 迭揉法 两手相叠,掌指关节与指间关节屈曲,虚掌环扣于受术者特定部位,右手腕部、小鱼际、小指尺侧、小指至无名指指腹,左手食指至小指指腹、小指尺侧、小鱼际、腕部交替施力按压,双手拇指偏锋悬空,无按压动作,在特定部位以逆时针或顺时针循环揉动(图 2-4-4)。频率为每分钟 15~30 次。双掌可同时在全腹做顺时针或逆时针移动。

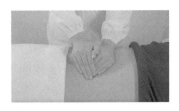

视频二维码

图 2-4-4 迭揉法

(四)掌运法

全掌附着于腹部,食、中、无名、小指掌面和掌根部交替扣放于特定部位或穴位,在受术部位所在水平面上垂直于躯干做弧形的来回推送及回带,起到调和气血,疏通经气的作用,称为掌运法(图 2-4-5)。

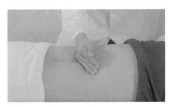

视频二维码

图 2-4-5 掌运法

右手食、中、无名、小指掌面和掌根部呈拱手状,扣放于特定部位两侧或双侧同名穴位上,先以掌根部着力,腕关节略背伸,上臂主动用力,在受术部位所在水平面做弧形推送,掌根部由受术部位一侧向正中移动;继以食、中、无名及小指四指掌面着力,腕关节略屈曲,前臂主动用力,在受术部位所在水平面沿身体纵轴上下移动并做弧形回带,四指掌面由受术部位另一侧向正中移动,如此反复操作,每分钟 15~20 次。

（五）团摩法

单掌自然微屈,手心中空,附着于特定部位,手掌接触面依次发力做小幅度旋转摩擦,再逐步扩大施术范围的手法称为团摩法(图 2-4-6),可消积除滞、活运气血。

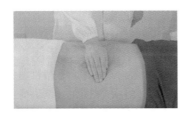

视频二维码

图 2-4-6　团摩法

术者手掌指关节、指间关节微屈,空掌置于受术者特定部位,手心含气,手掌接触面依次交替施力,围绕受术部位做小幅度旋转摩擦,摩动范围逐步扩大,每分钟 10~20 圈。

(六)捼扫法

捼扫法是复合手法,为捼法与扫散法复合而成,即以拇指指腹着力,附着于特定部位或穴位,其余四指并拢微屈,指端自然贴附皮肤。通过前臂及腕关节主动摆动,围绕拇指垂直轴做来回旋转或左右均匀用力按压,其余四指端随之做自由的摇摆扫动,并在拇指带动下循经移动,称为捼扫法(图 2-4-7),在临床治疗中可以起到调营卫、理气血、和脏腑的作用。

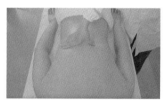

视频二维码

图 2-4-7 捼扫法

术者一手拇指自然伸直,拇指指腹着力附着于特定部位或穴位,其余四指并拢微屈,指端宜自然贴附皮肤,通过前臂内旋、外旋,腕关节摆动,带动拇指沿垂直轴旋转,使拇指指腹正中偏桡侧与偏尺侧交替接触受术部位,同时四指指腹做扇形回扫,并做逆拇指方向循经直线移动,每分钟 40~60 次。

(七)拨按法

双手拇指分别深按于腹部特定部位,而后进行单向的拨动以起到开结通经,疏滞散瘀,调补气血的作用,称为拨按法(图 2-4-8)。

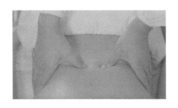

视频二维码

图 2-4-8　拨按法

　　术者双手拇指伸直,以指端着力于受术部位,其余四指自然放置于皮肤表面以助力,拇指适当用力下压到一定深度,受术者有酸胀感时,再向一定的方向单向拨动,力量由轻到重,以受术者耐受为度。

(八)捋法

　　捋法是源于天津地区民间的一种自我保健方法。以掌指的一定部位附着于受术部位体表,稍向下用力,双手交替做快速的直线或弧线由上至下单向回拉运动,起到理气降逆,疏肝和胃的作用,称为捋法(图 2-4-9)。

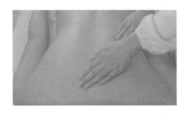

视频二维码

图 2-4-9　捋法

　　双手拇指自然伸直,其余四指微并拢。用手掌面贴于皮肤,略下压按,腕关节自然伸直,以肩关节为支点,通过肘关节及肩关节的屈伸活动带动手掌做快速的直线或弧线由上至下单向回拉顺抹动作,双手交替操作,如捋物。操作时,用力均匀稳当,术者呼吸自然,不可屏气,每分钟80~100次。

(九)揉㨰法

揉㨰法(图2-4-10)是在揉法的基础上增加㨰法复合而成,即是以大鱼际和第1掌指关节的桡侧作为着力点,其他手指自然微屈,通过前臂快速小幅度内旋外旋,带动腕关节做连续周期性的左右摆动,着力于穴位或经脉循行部位上做往返揉、㨰动作,以起到降浊行滞、调理气机的作用。

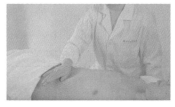

视频二维码

图2-4-10 揉㨰法

受术者仰卧,术者沉肩坠肘,术侧的腕关节自然伸直,拇指与大鱼际的桡侧面保持在同一直线水平,附着于受术部位,并通过前臂快速小幅度内外旋带动腕关节做均匀的左右摆动,拇指与大鱼际桡侧面做均匀的揉、㨰动作,以带动受术部位的皮下组织,每分钟80~100次。

(十)提拿法

术者将注意力集中到拇指和其余四指处,并置于受术部位两侧,二者相对用力,双手或单手,缓缓向中心位置推动,最终顺势将皮肤或皮下组织等拿而提起,常用于任脉与带脉,起到调畅气机的作用,称为提拿法。

1. 拿法 单手或双手置于受术者特定经脉或部位两侧,拇指伸直,其余四指微曲,拇指与其余四指分开,指腹相对,吸定皮肤,相对用力,顺势拿而提起皮肤或皮下组织,着力持取一定时间(图2-4-11)。

2. 捏提法 单手或双手分别置于受术者特定经脉或部位,拇指伸直,其余四指并拢屈曲,拇指与食指桡侧相对,吸定皮肤,相对用力挤压,顺势捏而提起皮肤或皮下组织,多用于带脉(图2-4-12)。

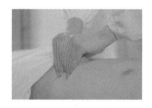

图 2-4-11 拿法

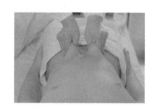

图 2-4-12 捏提法

(十一)迎法

以拇指桡侧偏峰着力,附着于特定部位,其余四指向下,拇指斜向下在相应部位做抵压动作以截聚气血,起到防止气机逆乱的作用,称为迎法(图2-4-13)。

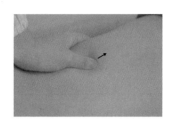

图 2-4-13　迎法

受术者仰卧,术者位于受术者右侧,左手拇指自然伸直,其余四指伸直向下,并拢,置于一旁以助力,拇指桡侧偏峰着力于特定部位或穴位上,斜向下抵压受术部位,以截聚气血,待推拿治疗主穴气通后结束此手法。

(十二)掌分(合)法

1.掌分法　双手分置于身体中线两侧的特定位置,双掌掌根及拇指桡侧面贴附于皮肤表层,略用力压按,上臂施力,双掌分别向两侧胁肋部或侧腹部均匀而持续的推运,最终同时到达两侧腋中线,每分钟 10~20 次(图 2-4-14)。

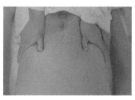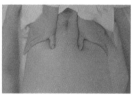

图 2-4-14　掌分法

2.掌合法　双手相对放置于特定部位两侧,上臂施力,同时向受术部位均匀而持续地推运,最终合归聚拢,与掌分法操作方向相反,每分钟 10~20 次(图 2-4-15)。

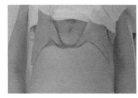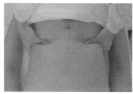

图 2-4-15　掌合法

三、注意事项

(1)推拿过程中,要随时观察和询问受术者的反应,适时地调整手法与力度,使手法均匀柔和、持久有力。

(2)推拿脏腑时,不宜持久按压同一处,应松弛结合,这样不仅可防止受术者产生不适,且一松一弛有利于疗效的提高,颇合太极之理。

(3)初次接受治疗的受术者,操作时间不可过长,以 10 min 为宜。脏腑推拿一般每日 1 次,成人每次 15~30 min,小儿每次 10 min 左右。

四、禁忌

(1)各种急性传染病,如肝炎、肺结核、肺炎等。

(2)某些严重疾病,如心脏病、肝病、恶性肿瘤、脓毒血症等。

(3)急腹症,如急性腹膜炎,急性胰腺炎,胃、十二指肠穿孔等。

（4）各种感染性疾病，如骨髓炎、化脓性关节炎、脑脓肿等。

（5）某些急性损伤，如脑或中枢神经的急性损伤、内脏的挫裂伤、截瘫初期。

（6）开放性皮肤损伤、烧伤、烫伤及溃疡性皮炎的局部等。

（7）出血性疾病如外伤出血、便血、尿血，以及动静脉炎症、栓塞等。

（8）妊娠受术者的腹部及腰骶部。

第五节　太极推拿技术

一、概要

太极推拿是湖北省中医院赵焰等基于中医基础理论指导，联系临床，结合前人经验，以太极思维、武当太极拳为临床"守形""守神"基础，注重手下解剖结构及经络系统，将太极"用意不用力"的思想运用到推拿手法中，从形、神总结出"绵、沉、宽、厚、松、巧、透、畅、精、思、意、觉、雅、韵、守、极"一套形神兼备，可与受术者进行手法和思想上交流的特色推拿手法，浑厚有力，深沉厚重，极具地域特色。

二、操作

（一）太极推拿摇法（颈项部摇法）

太极推拿摇法主张柔和，追求受术者与术者的舒适，不提倡强有力的刚强手法,治疗时避免给受术者造成不必要的疼痛,所以属"轻",操作上追求通畅,术者与受术者双方身心舒适,气机调达,呼吸平稳,固然为"缓"。受术者取端坐位,颈项部放松。术者立于受术者背后或侧后方,一手托住其下颏部,另一手以拇指食指八字形置于其头顶后部,两手臂协调做弧形运动,来回往复(图2-5-1)。

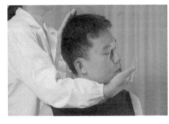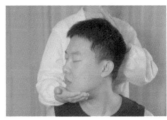

图 2-5-1　颈项部摇法

(二)腰骶关节处按揉弹拨法

1. 手掌按揉　受术者取俯卧位,腰骶部位放松,术者全掌置于施术部位,余指自然伸直,以大小鱼际及掌指关节为主要接触面,利用重心的移动,将身体的重力通过肩关节、手臂传达于手掌,进行节律性弧形按压揉动,以带动腰骶部肌肉。力度掌控于手间,推出的力度大于回来的力度。

2. 手指按揉　术者以拇指螺纹面置于腰骶部痛点或是肌纤维粘连处,其余四指作为支点,同样也是利用重心移动,将力量从肩关节、手臂传递于拇指螺纹面,进行有节律的按揉。

3. 手指弹拨　触诊寻找到痛点或者肌纤维粘连处后,以拇指螺纹面深压于痛点或肌纤维粘连一侧边缘,利用重心移动将力量传递于手指,加压推向痛点或肌纤维粘连的另一侧边缘,减力收回,再弹拨出去,来回操作(图2-5-2)。

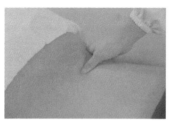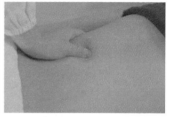

图 2-5-2　腰骶关节处按揉弹拨法

(三)大鱼际背部揉拨法

嘱受术者取俯卧位,术者立于床边,拇、食、中三指并拢,以大鱼际吸定于背部。操作时以大鱼际部着力,肩关节为支点,身体上半部小幅度节律性前倾后移,于前倾时将身体上半部分的力量经肩关节、前臂、腕关节传至手部,通过控制躯体节律性按压揉动(图2-5-3)。

(四)头面部手法

1. 推抹督脉　受术者取仰卧位,术者以拇指指腹沿督脉由印堂推抹至神庭(图2-5-4)数次后,再点揉至百会,进而点按四神聪;然后沿阳白点揉至四神聪,左右各数次。

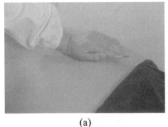 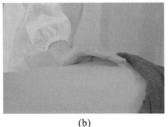

(a)　　　　　　　　　(b)

图 2-5-3　大鱼际背部揉拨法

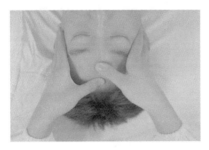

图 2-5-4　头面部手法

2. 分推眼眶　双手拇指沿眶上缘左右分推至太阳，拇指点揉太阳，其余四指伸入枕部，托起头部，点按安眠，四指与拇指交替对称用力。

3. 点揉眼周　点揉睛明、鱼腰、丝竹空。

4. 指揉少阳　双手用四指揉法沿少阳经按揉侧头部。

5. 按四神聪　拇指点按四神聪，其余四指与拇指对称用力。

6. 推抹耳屏　双手中、食两指呈剪刀状沿耳屏前后上下推抹数次,并以拇指点按耳部相应穴位。

7. 点按安眠　点按安眠,拇指与其余四指交替对称用力(图 2-5-5)。

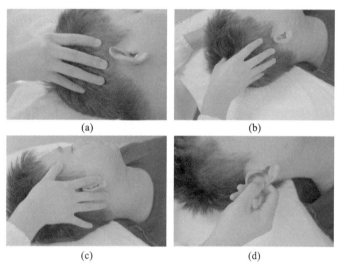

(a)　　　　　　　　(b)

(c)　　　　　　　　(d)

图 2-5-5　头面部手法

(五)拍打疗法(拍旋法)

术者五指自然并拢,掌指关节微屈呈虚掌,对受术者患部进行平稳而有节奏的拍打,在拍打受术者体表的同时,手部随即向内或向外旋转揉动(图 2-5-6)。

(六)胸椎背伸式扳法

受术者取端坐位,两手十指交叉扣住抱于枕后部。

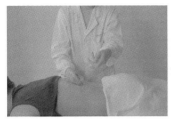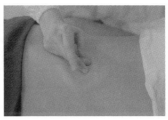

图 2-5-6 拍旋法

术者立于其后侧,用胸腹部紧贴住受术者背部患处,同时两手分别握住受术者双肘关节。开始施术时,嘱受术者配合术者做主动前俯后伸的弧线运动,同时配合有规律的深呼吸,要求受术者做到前俯时深呼气,后伸时深吸气。如此活动数遍后,待受术者身体后伸至最大限度时,术者两手用力将受术者双肘部做突然的向后提拉动作,同时术者腹部也向前顶住患处配合做抵抗运动,此时常可听到胸椎处产生"咔嗒"的弹响声,说明此手法操作成功(图 2-3-10)。

三、注意事项

(1)诊室环境和个人卫生 诊室必须宽敞明亮,并保持适宜的温度。术者必须剪短指甲,不戴饰物。双手应温暖,治疗前保持手部清洁,防止交叉感染。

(2)适宜的体位和姿势 操作前要选择好恰当的体位。对受术者而言,宜选择感觉舒适,肌肉放松,既能维持较长时间,又有利于术者操作的体位。

(3)手法刺激的强度　手法刺激强度主要与手法的压力、作用部位、着力面积、受力方式及操作时间有关。一般而言,刺激强度与手法压力成正比,即压力越大,刺激越强。

(4)手法的变换与衔接　一个完整的操作过程往往由数种手法组合而成,操作时需要经常变换手法,它要求术者的步法要根据手法的需要而变化,使手法变换自然、连续而不间断,如同行云流水,一气呵成。要做到这一点,一方面要求术者对手法的掌握和运用十分熟练;另一方面,要求术者充分集中注意力,做到意到手到,意在手先。

四、禁忌

(1)开放性的软组织损伤。

(2)各种急性传染病。

(3)某些感染性的病症,如骨结核、丹毒、骨髓炎、化脓性关节炎等。

(4)血液病或有出血倾向的疾病。

(5)皮肤破损、皮肤病患者病损的局部。

(6)肿瘤、骨折早期。

(7)妇女妊娠、月经期。

(8)女性的经期不宜用或慎用推拿。

(9)诊断不明的脊柱相关疾病。

(10)年老体弱、久病体虚、过度疲劳、过饥过饱、醉酒之后、严重心脏病及病情危重者禁用或慎用推拿。

第三章 艾灸疗法类

第一节 艾炷灸技术

一、概要

艾炷灸是指将艾绒制成的圆锥状物,直接或隔物置于穴位(或病变部位)上,点燃施灸的方法。根据不同艾炷规格(图3-1-1),可分为直接灸(麦粒灸)和间接灸(隔物灸)。小炷如麦粒大,适用于直接放于穴位上燃烧(麦粒灸);中炷如半截枣核大,大炷如半截橄榄大,适用于间接灸(隔物灸)。每燃尽一个艾炷,称为一壮。

小炷　　　　　　中炷　　　　　　大炷

图3-1-1　艾炷

二、操作

(一)准备工作

1.灸材选择　应准备好合适的清艾绒以及所需的药

材,检查艾绒和药材有无变质、发霉、潮湿,并处理成合适的大小、气孔等。

2.环境 应注意环境清洁、卫生且通风、透气,避免污染,环境温度应适宜。

(二)直接灸

将艾炷直接置于穴位上点燃施灸(图3-1-2),此法又分为化脓灸和非化脓灸两种。

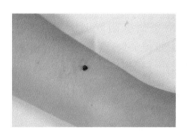

图 3-1-2 直接灸(麦粒灸)

1.化脓灸 又称瘢痕灸,指用如麦粒大小的艾炷直接灸灼穴位皮肤,使局部组织产生无菌性化脓现象的灸法(图3-1-3)。

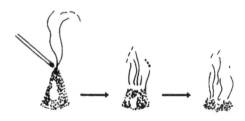

图 3-1-3 艾炷点燃之情况

选择合适体位,定好穴位,消毒后涂上凡士林,将艾炷直接置于穴位上,循序渐进地灸,让患者能逐渐耐受灸的热痛感。具体过程:用线香轻触点燃艾炷,第1壮约燃至一半,患者知热时快速按灭;第2壮约燃至大半,患者知大热时迅速按灭;第3壮约燃至将尽,患者知大痛时立即按灭,同时医者可用拇、食、中三指按摩或轻叩穴位周围,缓解疼痛。每灸完一壮后应用纱布蘸冷开水抹净施灸穴位,再依前法续灸,一般灸7~9壮。如果壮数已足,但未见化脓,可连续施灸,直至化脓。

附:化脓灸的灸后处理

因化脓灸需出现灸疮现象,为了保护皮肤,预防感染,必要时应用消毒敷料或膏药覆盖;再灸时揭开,灸后再盖上。如发生继发感染,可用消炎膏等涂抹。一般溃烂面不大,可以任其结痂,同时嘱咐患者用水洗漱时注意疮面,及时擦干。

2.非化脓灸 取麦粒大小的艾炷,如上置于穴位上点燃,患者感觉微有灼痛时立刻用镊子夹走艾炷或按灭的灸法。一般灸3~7壮,以局部发红而不起泡为度。

(三)间接灸

间接灸又称隔物灸,即取中炷或大炷利用姜、蒜或其他药物作间隔物和穴位隔开施灸的一种灸法。一般灸3~9壮,以局部皮肤潮红为度,对急性病症患者可多灸,不拘壮数。常用的有以下几种。

1.隔姜灸 用姜片作间隔物施灸(图3-1-4),适用于因寒而致的呕吐、泄泻、腹痛、风寒湿痹、阳痿、痛经、周围性面神经麻痹等病症。

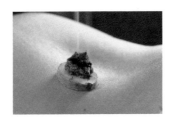

图 3-1-4　隔姜灸

取大块鲜姜切成直径 2~3 cm、厚 0.4~0.6 cm 的薄片,厚薄均匀,中间以针刺数孔。一般 2~3 壮过后,观察姜片颜色,及时更换。

附:督脉灸

督脉灸,又叫督灸、长蛇灸、铺灸(图 3-1-5),指在督脉上铺根据患者不同体质不同症状而调配的中药细粉及姜蓉的一种特殊的隔姜灸。

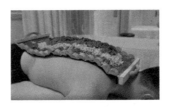

图 3-1-5　督脉灸

操作要点:先在督脉背部督脉部位铺上无菌纱布 4 块,然后铺上一层特制的中药细粉,再铺上宽约 5 cm、高约 2 cm 的姜蓉,堆成姜垒,并将患者其余暴露皮肤用毛巾铺上,然后再放宽约 3 cm,高约 1 cm 的艾绒于平整的姜垒上,点燃。一般督灸一次约 2 h,注意观察患者耐受情况。

2.隔蒜灸 用蒜作间隔物施灸(图 3-1-6),适用于初期痈疮肿疔、腹中积块及瘰疬等病症。

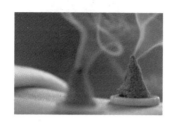

图 3-1-6 隔蒜灸

取新鲜紫皮独头大蒜,切成 0.3~0.5 cm 厚,余同隔姜灸。

3.隔盐灸 又称神阙灸(图 3-1-7),只用于脐部。用纯净干燥的食盐填平脐窝,盐上置薄姜一片,上置大炷施灸。适用于伤寒阴证或吐泻并作、中风脱证等。

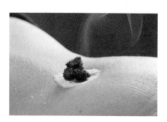

图 3-1-7 隔盐灸

令患者仰卧,暴露脐部,取食盐填于肚脐,置大炷。

4.隔附子饼灸　　用附子饼作间隔物施灸(图3-1-8),适用于治疗命门火衰导致的阳痿、早泄或疮疡久溃不敛等。

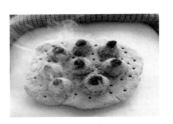

图3-1-8　隔附子饼灸

将附子研成粉末,过200目筛,加少许面粉,用黄酒或水调和做饼,直径3 cm左右,厚度0.8 cm左右,中间刺一些针孔,饼灸干后更换。

(四)施灸时间

每次施灸10~40 min,以皮肤红晕为度。化脓灸2次间隔6~10天。5~15次为1个疗程。具体依病症变化而确定。

三、异常情况处理

(一)晕灸

患者施灸过程中发生晕厥的现象称为晕灸,表现同晕针。若发生晕灸,可采取以下措施:①立即停止艾灸,使患者头低位平卧,注意保暖;②轻者一般休息片刻,或饮温开水后即可恢复;重者可掐按人中、内关、足三里,即可恢复;③若用以上方法仍不省人事,可考虑配合其他治疗或采用急救措施。

(二)发疱

患者灸后导致皮肤灼伤而出现水疱的现象称发疱。如果水疱直径较小,或者未破溃、水疱张力较小,可以在冷水下进行冲洗或浸泡在冷水中,缓解疼痛感,并涂抹烫伤膏,注意防止摩擦,以免造成水疱破溃、感染;如果水疱直径较大,可以使用碘伏对水疱及周围皮肤进行消毒后,用消毒的针轻轻挑破水疱,排出组织液,然后涂抹烫伤膏,之后将其包扎固定,定期换药直至痊愈。

四、注意事项

(1)直接灸操作部位应注意预防感染,且应用化脓灸前要经患者同意。

(2)灸时注意保暖,灸后避风,多饮温水,灸后4~6 h方可洗澡。

(3)艾灸火力应先小后大,灸量先少后多,程度先轻后重,以使患者逐渐适应,灸的顺序应遵循先阳后阴,先上后下。

(4)注意防止温度过高烫伤皮肤或艾灰掉落烧坏衣被等。

五、禁忌

(1)避开特定的部位:直接灸一般需要避开面部以及

一些皮肤薄、肌肉少的部位,如肘、膝关节处,以防化脓、溃烂。大动脉处、心脏部位、静脉血管、妊娠妇女的腰骶部、下腹部以及男女乳头、阴部、男性的睾丸等处均应避开。

(2)避开特定的病证:如外感温病、阴虚、内热、实热证患者;另外,气血严重亏虚者,如大出血、大吐、大汗、大泄等后形体极度消瘦的患者,以及患有极强传染性疾病者、高血压危象等重大疾病患者不宜。

(3)避开特定的人群:如空腹、过劳、过饱、过饥、醉酒、大渴、大惊、大恐、大怒、极度疲劳和对灸法恐惧的患者。

第二节 艾条灸技术

一、概要

艾条灸是指将艾绒卷成紧实的圆柱形艾条,点燃,置于穴位(或病变部位)上进行施灸的方法。根据内含药物的有无,艾条分为药艾条和清艾条。

二、操作

(一)准备工作

1.艾条 应准备合适的艾条,检查有无变质、发霉、潮湿。

2. 环境 应注意环境清洁、卫生且通风、透气,避免污染,环境温度应适宜。

(二)悬灸

悬灸,指术者手持艾条,将艾条的一端点燃,直接悬于施灸部位之上,与之保持一定距离,使热力较为温和地作用于施灸部位的灸法。根据操作手法不同,悬灸主要分温和灸、回旋灸、雀啄灸,常选用清艾条。

1. 温和灸 将艾条点燃端悬于施灸部位上距皮肤2~3 cm 处,至患者有温热舒适、无灼痛的感觉,皮肤稍有红晕者为温和灸(图 3-2-1)。

2. 回旋灸 将艾条点燃端悬于施灸部位上距皮肤2~3 cm 处,平行往复回旋熏灸,使皮肤有温热感而不至于灼痛者为回旋灸(图 3-2-2)。

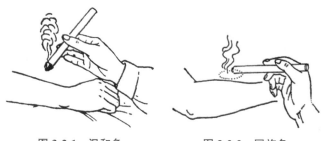

图 3-2-1　温和灸　　　　图 3-2-2　回旋灸

3. 雀啄灸 将艾条点燃端悬于施灸部位上距皮肤2~3 cm 处,对准穴位,上下移动,像鸟雀啄食一样,一起一落,忽近忽远地施灸为雀啄灸(图 3-2-3)。

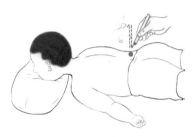

图 3-2-3　雀啄灸

(三)实按灸

将艾条(通常用药艾条)点燃端,隔布或绵纸数层,紧按在穴位上施灸,使热气透入皮肉,待火灭热减后,再重新点火按灸,每穴可按灸 3~7 次,移去艾条和铺设的纸或布,见皮肤红晕为度(图 3-2-4)。

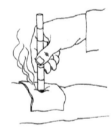

图 3-2-4　实按灸

在施灸部位上铺设 6~8 层绵纸、纱布或棉布;术者手持艾条,将艾条的一端点燃,艾条燃着端对准施灸部位直按其上,停 1~2 s,使热力达深部。待患者感到局部灼烫、疼痛即移开艾条。此法用于药艾条,如太乙神针和雷火神针。

(1)太乙神针　其药物配方历代医家记载各异。近代处方:人参 250 g、参三七 250 g、山羊血 62.5 g、千年健 500 g、钻地风 500 g、肉桂 500 g、川椒 500 g、乳香 500 g、没药 500 g、炮甲① 250 g、小茴香 500 g、薪艾 2000 g、甘草 1000 g、防风 2000 g、人工麝香少许,经加工炮制后共研为末,将药末混入艾绒中,每支艾条加药末 25 g。

(2)雷火神针 其药物配方历代医家记载各异。近代处方:沉香、木香、乳香、茵陈、羌活、干姜、炮甲各 9 g,人工麝香少许,经加工炮制后共研为末,在药末中混入 94 g 艾绒,用绵纸卷成圆柱形长条,外涂鸡蛋清,再以桑皮纸糊 6~7 层,阴干,勿令泄气。

(四)雷火灸

雷火灸又叫雷火神灸,是用中药粉末加上艾绒制成艾条,施灸于穴位上的一种灸法。雷火灸是在古代"雷火神针"实按灸基础上,改变其用法与配方创新发展而成。

1.雀啄法 火头对准应灸处,如鸡啄米、雀啄食样上下移动(图 3-2-5)。

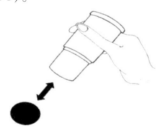

图 3-2-5 雀啄法

---

① 注:2020 年 6 月,穿山甲被列为国家一级保护野生动物,故炮甲在临床应用中应灵活处理。

2. 小回旋法 火头对准应灸的部位或穴位,做固定的小回旋转。此种方法若采用顺时针方向旋转,多用于泻法;若采用逆时针方向旋转,多用于补法(图 3-2-6)。

3. 螺旋形灸法 火头对准应灸部位中心点,按顺时针螺旋形方向旋转,范围逐渐由小而大,可旋至碗口大,反复操作,多用于泻法;若按逆时针方向进行螺旋形反复旋转,多用于补法(图 3-2-7)。

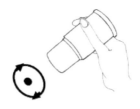

图 3-2-6 小回旋法

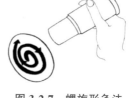

图 3-2-7 螺旋形灸法

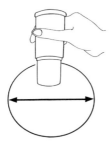

图 3-2-8 横行灸法

4. 横行灸法 超越病灶部位,灸时移动方向,左右摆动。距离皮肤 1～2 cm 时,多用于泻法;距离皮肤 3～5 cm 时,多用于补法(图 3-2-8)。

5. 纵行灸法 超越病灶部位,灸时上下移动火头。距离皮肤 1～2 cm 时,多用于泻法;距离皮肤 3～5 cm 时,多用于补法(图 3-2-9)。

6. 斜向灸法 超越病灶部位,灸条火头斜形移动。距离皮肤 1～2 cm 时,多用于泻法;距离皮肤 3～5 cm 时,多用于补法。在治疗鼻炎多种疾病时常用,如印堂移至鼻翼两侧迎香(图 3-2-10)。

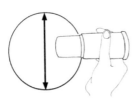

图 3-2-9　纵行灸法

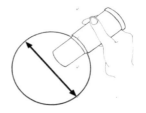

图 3-2-10　斜向灸法

7. 拉辣式灸法　术者用左手三指平压软组织,向中心线外侧移动;灸条火头距离皮肤 2 cm,保持红火,随着术者的手在患者皮肤上熏烤,用时保持红火,患者皮肤需有灼热感。每个方位每次拉动距离不少于 10 cm,拉动 3~5 遍为佳。

8. 泻法　以上的补法超过半小时时,药量增大,渗透加深,可起到泻法的作用,尤其是超过 1 h 的温灸法则变成泻法。

9. 摆阵法　用单、双孔或多孔斗式灸盒,根据不同病情在患者身体部位用两个或两个以上的斗式灸盒平形、斜形或丁字形摆出横阵、竖阵、斜阵、丁字阵等。

三、注意事项和禁忌

注意艾条燃烧产生的积灰过多时,要移至安全处清除积灰后再灸,余参见艾炷灸技术。

第三节　温针灸技术

一、概要

温针灸是指针刺与灸法结合使用的一种方法(图3-3-1)。

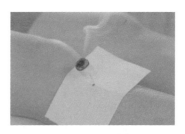

图 3-3-1　温针灸

二、操作

温针灸时,毫针应选略粗之长柄针,一般在 28 号以下最好,长短适度,直刺在肌肉深厚处,进针后配合行针手法,得气后,留针不动,应保持针身直立,不可歪斜,针根与表皮相距 2~3 cm 为宜。多处一同温针灸时,针与针之间应保持适当距离,如若相隔过近,容易导致温度过高,可能造成烫伤等情况。

将硬纸片剪成方寸块,中钻一孔,从针柄上套入,以保护穴位周围皮肤,防止落下的火团烧伤皮肤。点燃艾炷,将点燃端朝上稳当插入针柄,且仍然保持针身直立,如若出现压弯针身现象,可适当调整针的深度等后,再进行上述操作,待完全燃烧至无热度后除去灰烬。灸1~3壮,灸完后取针。

三、注意事项和禁忌

(1)防止折针,烧过多次的针最易从针根部折断。注意壮数,不宜过多。

(2)防止艾炷脱落灼伤皮肤。温针灸时,一定要协助患者取舒适体位,并且嘱咐患者不要随意移动肢体;确保艾炷稳固插入针柄上,且与皮肤保持一定距离。

(3)余参见毫针技术及艾炷灸、艾条灸技术。

第四节　热敏灸技术

一、概要

热敏灸是采用点燃的艾材产生的艾热悬灸热敏穴位,激发透热、扩热、传热、局部不(微)热远部热、表面不(微)热深部热、其他非热感觉等热敏灸感和经气传导,并施以个体化的饱和消敏灸量,从而提高艾灸疗效的一种疗法,是江西中医药大学陈日新等创新的灸疗新技术。

穴位热敏现象,是当手持艾条悬灸某个穴位时,患者会产生一些特殊感觉,而艾灸这个穴位的邻近部位或另外某个体表部位时,患者没有这种特殊感觉产生,仅仅是局部与表面的热感。这些特殊感觉,又称热敏灸感。产生了热敏灸感的穴位称为热敏穴位。

热敏灸感包括以下六类。

1.透热 灸热从施灸点皮肤表面直接向深部组织穿透,甚至直达胸腹腔脏器。

2.扩热 灸热以施灸点为中心向周围扩散。

3.传热 灸热从施灸点开始沿某一路线向远部传导,甚至到达疾病部位。

4.局部不(微)热远部热 施灸部位不(或微)热,而远离施灸的部位感觉甚热。

5.表面不(微)热深部热 施灸部位的皮肤不(或微)热,而皮肤下深部组织甚至胸腹腔脏器感觉甚热。

6.其他非热感觉 施灸(悬灸)部位或远离施灸部位产生酸、胀、压、重、痛、麻、冷等非热感觉。

以上6类热敏灸感或单独出现或多种同时出现,因病位、病性、病情、穴位的不同,热敏灸感的类型不同。

二、操作

(一)操作流程及方法

热敏灸的操作流程见图3-4-1。

1.探感定位 热敏灸以灸感定位法确定热敏穴位。艾热距离体表约3 cm。以传统穴位定位为中心,在其上下左右范围内施以循经、回旋、雀啄、温和组合手法进行悬灸探查,热感强度适中而无灼痛。被灸者出现6类热敏灸感中的1类或1类以上的部位,即为热敏穴位,不拘

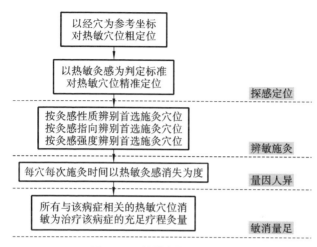

图 3-4-1 热敏灸操作流程图

是否在传统穴位的标准位置上。

2. 辨敏施灸 辨敏施灸是通过辨别热敏穴位的灸感特点，从而选取最优热敏穴位施灸。选优原则按下列顺序：以出现非热感觉的热敏穴位为首选热敏穴位；以出现热敏灸感指向或到达病所的热敏穴位为首选热敏穴位；以出现较强的热敏灸感的热敏穴位为首选热敏穴位。

3. 量因人异 艾灸剂量由艾灸强度、艾灸面积、艾灸时间三个因素组成，在前两个因素基本不变的情况下，艾灸剂量主要由艾灸时间决定。在施行热敏灸时，每穴的施灸时间不是固定不变的，而是因人因病因穴不同而不同，以个体化的热敏灸感消失为度。不同热敏穴位施灸时从热敏灸感产生（透热、扩热、传热、局部不（微）热远部热、表面不(微)热深部热、其他非热感觉)至热敏灸感消失所需要的时间是不同的。10~200 min 是热敏穴位的最佳个体化施灸时间,达到这个时间时灸疗效果明显提高,这时穴位的热敏状态转化为消敏状态(即非热敏状态)。

4. 敏消量足　热敏灸强调每次艾灸要达到个体化的消除穴位热敏灸感的饱和灸量,这是保证热敏灸临床疗效的关键之一。只要与疾病相关的热敏穴位存在,就需要进行疗程施灸,直至所有与该病症相关的热敏穴位消敏,以保证治疗该病症的充足疗程灸量。

(二)热敏穴位的探查

1. 探查热敏穴位的两步骤　热敏穴位是疾病在体表的特定反应部位,它直接或间接地反映疾病的部位、性质和病理变化。不同疾病的热敏穴位出现的部位不同,操作上可从粗定位到细定位二步法来探查。

(1)粗定位　热敏穴位的粗定位是指在疾病状态下,确定相关穴位发生热敏化的高概率区域。穴位发生热敏化是有规律的,即有其高发部位。如感冒、变应性鼻炎的热敏穴位高发部位在上印堂区域;支气管哮喘的热敏穴位高发部位在肺俞区域;面神经麻痹(面瘫)的热敏穴位高发部位在翳风区域。

(2)细定位　用点燃的艾条,对准上述热敏穴位高发部位进行悬灸探查(距离皮肤 3 cm 左右处),使患者局部感觉温热而无灼痛感。热敏穴位在艾热的刺激下,会产生透热、扩热、传热、局部不(微)热远部热、表面不(微)

热深部热、其他非热感觉六种灸感。只要出现其中的一种或一种以上灸感就表明该穴位已发生热敏化,即可确定热敏穴位。因此,依据热敏灸感就能进行热敏穴位的准确定位。

2. 探查热敏穴位的三要求

(1)熟悉热敏灸感 灸感是指施灸时患者的自我感觉。健康人由于穴位处于静息状态,艾灸通常使皮肤局部产生热感,通常称为普通灸感。人体在疾病状态下,当穴位处于热敏化状态时,艾灸即会产生不同的热敏灸感。

(2)选择合适的艾灸方式与舒适体位 热敏穴位的最佳刺激方式为艾条悬灸。探查时要求充分暴露被探查部位,肌肉放松。

(3)保持环境与心神安静 环境温度应保持在24~30 ℃。患者注意力集中于施灸部位,体会在艾灸探查过程中的感觉。

3. 探查热敏穴位的四手法 常用的热敏穴位探查手法有回旋灸、循经往返灸、雀啄灸、温和灸4种手法。探查热敏穴位可以采用单一手法,灸至皮肤潮红为度,也可采用4种手法的组合。采用组合手法时,按上述顺序每种手法操作1 min,反复重复上述手法,灸至皮肤潮红为度,一般2~3遍即可。

有些慢性疾病患者处于疾病稳定期,穴位热敏化可能为迟发型,可采用以下强壮穴的温和灸激发方法来提高患者整体经气水平,然后采用上述手法再进行探查。常用的强壮穴有神阙、关元、大椎、肾俞、足三里等,每次施灸时间为 40 min 左右,每天 1 次,一般 4~6 次。

(三)热敏灸治疗四手法

热敏灸采用艾条悬灸的方法,可分为单点温和灸、双点温和灸、接力温和灸、循经往返灸。

1. 单点温和灸 此手法既可用于探查穴位,也是治疗的常用手法。将点燃的艾条对准选择的一个热敏穴位,距离皮肤 3 cm 左右施行温和灸法,每 2 min 插入 30 s 的雀啄灸法,以患者温热而无灼痛感为施灸强度。每穴施灸时间以热敏灸感消失为度,不拘固定的时间(图3-4-2)。

2. 双点温和灸 同时对两个热敏穴位进行艾条悬灸操作,手法同单点温和灸。每穴施灸时间以热敏灸感消失为度,不拘固定的时间。双点温和灸主要用于左右对称的同名穴位或同一经脉的两个穴位(图 3-4-3)。

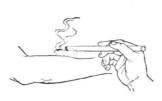
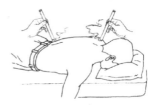

图 3-4-2　单点温和灸　　　　图 3-4-3　双点温和灸

3. 接力温和灸 如果经气传导不理想,在上述单点温和灸基础上,可以在经气传导路线上远离施灸穴位的端点再加一单点温和灸,这样可以延长经气传导的距离。每次施灸时间以热敏灸感消失为度(图3-4-4)。

4.循经往返灸 此手法既可用于探查穴位,又是治疗的常用手法。用点燃的艾条距离患者体表皮肤 3 cm左右,沿经脉循行方向往返匀速移动施灸,以患者感觉施灸路线温热而无灼痛感为施灸强度。每次施灸时间以热敏灸感消失为度。此法适用于正气不足、感传较弱的患者(图3-4-5)。

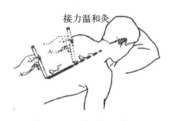

图3-4-4 接力温和灸

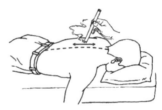

图3-4-5 循经往返灸

三、注意事项和禁忌

(一)施灸前

施灸前应详细告知被灸者施灸操作过程及 6 种热敏灸感,特别是首次接受热敏灸者,并告知被灸者在施灸过程中,应注意灸感的交流和沟通,以便施灸者判断疗效与调整施灸方案。被灸者应以平静、信任的心态进行治疗,消除对艾灸的紧张感。

(二) 施灸中

1. 不宜施灸部位 孕妇的腹部和腰骶部慎灸,以免发生流产;感觉障碍、皮肤溃疡处慎灸,以免灼伤。

2. 不宜施灸状态 过饥、过饱、过劳、酒醉等状态禁灸,以免晕灸;精神紧张、抑郁、亢奋等状态不宜施灸。

3. 不宜施灸对象 婴幼儿、表达障碍者不能清晰完整地表达灸感,要慎灸,以免灼伤。

4. 不宜施灸病症 昏迷、脑出血急性期、大量吐(咯)血者不宜施灸,以免延误其他治疗。

5. 艾条与施灸 艾绒纯净,艾条包裹松紧适宜,施灸时热力温和,不刚烈,有利于激发热敏灸感,促进气至病所。避免艾火掉落烫伤皮肤或烧坏衣物。热敏灸结束后,须将燃着的艾条熄灭,以防复燃。

6. 施灸环境 施灸时环境温度应保持在 24~30 ℃,不宜低于 22 ℃,以免受寒。艾灸治疗室应通风良好,或设有排烟、消烟装置,以避免艾烟浓度过高,对人体产生不良影响。

7. 施灸的皮温 施灸皮温应在 40~42 ℃之间,温度过高易发生灼伤,温度过低,不易激发热敏灸感。

8. 施灸时间 施灸时每穴每次施灸时间以热敏灸感消失为度,热敏灸感消失后不宜继续施灸,以免出现上火反应。

(三) 施灸后

施灸后 2 h 内均应注意保暖,不宜洗澡,以免受寒。

第五节 阴阳调理灸

一、概要

阴阳调理灸是以"阴阳学说"为指导,针对患者体质偏颇状态和病证,选取相应的部位施隔姜铺灸,达到温阳通络、固本补虚、调和阴阳之功的新型艾灸技术,包括温中祛湿灸、培元固本灸、温肾暖宫灸/温肾固精灸、补肺益气灸、健脾理气灸和温阳益肾灸。阴阳调理灸是一项源于经典、传承创新的中医特色技术,是湖北省中医院周仲瑜等历经 10 余年总结而成的技术成果。

二、操作

(一) 六种灸法定义及范围

1. 温中祛湿灸 以中脘为中心,在半径 8～10 cm 的圆形范围内施隔姜铺灸,以温中散寒、和胃祛湿。

2. 培元固本灸 以神阙为中心,在半径 8～10 cm 的圆形范围内施隔姜铺灸,以培元补虚、固本益气。

3. 温肾暖宫灸/温肾固精灸 以关元为中心,在半径 8～10 cm 的圆形范围内施隔姜铺灸,用于女性以温肾调经、暖宫祛瘀,用于男性以温肾壮阳、培元固精。

4. 补肺益气灸 在大椎到双侧肩井、双侧肩井至膈关共同形成的范围内施隔姜铺灸,以补肺散寒、温阳益气。

5. 健脾理气灸　在双侧膈俞至气海俞、双侧魂门至胃仓共同形成的范围内施隔姜铺灸,以健脾和胃、理气调中。

6. 温阳益肾灸　以命门为中心,在半径 8～10 cm 的圆形范围内施隔姜铺灸,以温肾扶阳、壮骨填精。

(二) 施灸前准备

1. 灸材选择

(1)艾绒及姜末的制备　选用精细柔软纯净的艾绒 125～150 g,制备新鲜姜末 600～700 g。

(2)其他辅助用品　阴阳调理灸专用模具、阴阳调理灸专用治疗巾、清洁纱布、点火器、弯盘、电子秤、温度计等。

2. 部位选择　根据体质偏颇状态和病证,选取相应的部位(图 3-5-1 至图 3-5-6)。

3. 体位选择　温中祛湿灸、培元固本灸、温肾暖宫灸/温肾固精灸时选取仰卧位,补肺益气灸、健脾理气灸、温阳益肾灸时选取俯卧位。

4. 环境要求　清洁卫生,温度适宜。

(三) 步骤

1. 铺设姜末　平铺阴阳调理灸专用治疗巾,将阴阳调理灸专用模具放置其上。在模具内部均匀铺设厚 2～3 cm,37～39 ℃的新鲜姜末,待姜末压制均匀无空隙后取下模具。

2. 铺设艾绒　将铺设姜末的治疗巾置于施灸部位,

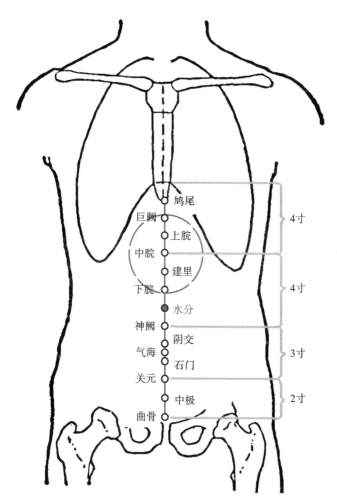

图 3-5-1　温中祛湿灸的施灸部位示意图

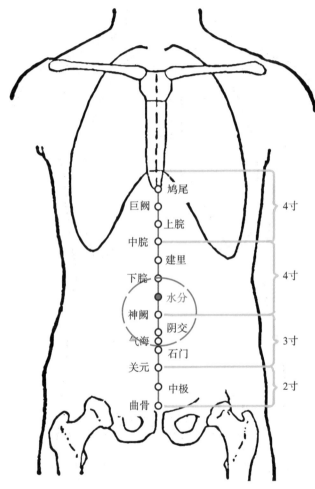

图 3-5-2　培元固本灸的施灸部位示意图

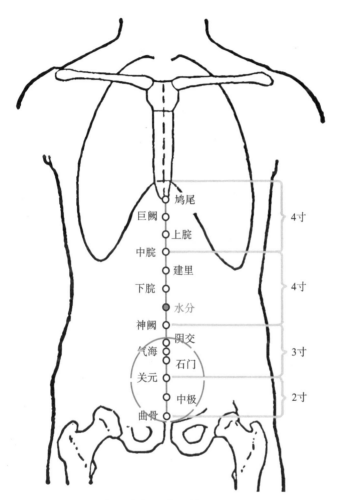

图 3-5-3 温肾暖宫灸/温肾固精灸的施灸部位示意图

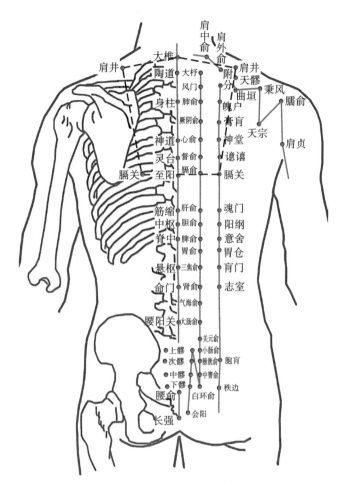

图 3-5-4　补肺益气灸的施灸部位示意图

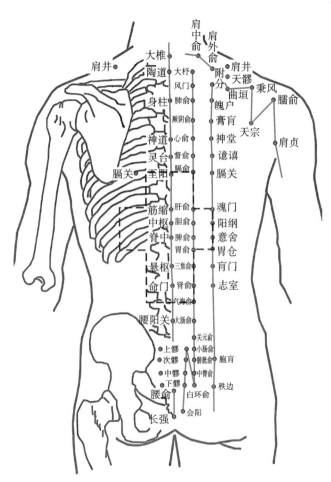

图 3-5-5　健脾理气灸的施灸部位示意图

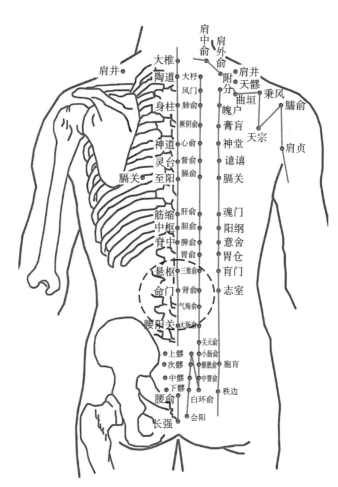

图 3-5-6　温阳益肾灸的施灸部位示意图

在姜末上均匀铺设 25~30 g 艾绒,在治疗巾底部放置温度计。

3. 施灸 点燃艾绒,观察温度计,待温度达到 40 ℃时,开始计时。艾绒燃烧后,逐量添加艾绒,维持施灸体表温度在 40~44 ℃(以患者舒适为度),施灸时间为 40 min。灸毕,将治疗巾连同姜末及艾绒一同移除,擦净灸后皮肤。

(四)施灸后处理

施灸后,皮肤多有红晕灼热感,不需处理,可自行消失。如对表皮基底层以上的皮肤组织造成灼伤,可能出现水疱。如水疱直径在 1 cm 左右,一般不需处理,待其自行吸收即可;如水疱较大,可用消毒针剪刺破或剪开疱皮,放出水疱内容物,涂搽消炎药膏以防止感染,创面的无菌脓液不必清理,直至结痂自愈。如破坏皮肤基底层或真皮组织,可能发生水肿、溃烂、体液渗出,甚至形成无菌性化脓。在灸疮化脓期间,不宜从事体力劳动,应注意休息,严防感染。若感染发生,轻度发红或红肿,可在局部做消炎处理;如出现红肿热痛且范围较大,在上述处理的同时口服或外用消炎药物;若化脓部位较深,则应请外科医生协助处理。

三、注意事项

(1)术前应告知患者施灸过程,消除患者对施灸的恐惧感或紧张感。

（2）术中应密切观察患者状态，防止温度过高或因患者活动导致灸具脱落而发生烧烫伤。

（3）术后宜嘱患者休息后缓慢坐起，继续休息 5～10 min 后方可离开治疗室，避免体位性眩晕。

（4）注意晕灸的发生，如发生晕灸，应及时处理。

（5）患者在精神紧张、大汗、劳累后或饥饿时不宜应用本疗法。

（6）嘱患者灸后注意保暖，避免受寒，适当休息，避免熬夜。

四、禁忌

（1）施术局部皮肤破损或温度感觉障碍者。

（2）严重内科疾病患者及妊娠期妇女。

（3）中暑、高血压危象、肺结核晚期大量咯血等患者。

（4）严重阴虚火旺证、实热证患者。

（5）对姜汁、艾烟过敏者。

第章 拔罐疗法类

第一节 拔罐技术

一、概要

拔罐是以不同罐具为主要工具,利用燃烧、抽吸等方法造成罐内负压,使罐吸附于腧穴或体表一定部位,以防治疾病的外治方法。主要适用于伤风感冒等内科病症,腰腿痛、关节痛以及软组织损伤等病症。

二、操作

(一)准备工作

1. 工具

(1)罐具 根据病症、操作部位的不同可选择不同的罐具(玻璃罐、气罐、竹罐等)。检查罐体是否完整无碎裂,罐口内外是否光滑无毛糙。罐的内壁应擦拭干净,注意检查气罐是否漏气,塞帽的松紧等情况。

(2)其他 打火机、无菌干棉球、95%酒精棉球、止血钳等。

2. 消毒 对不同材质、用途的罐具采用不同的消毒方法。玻璃罐和塑料罐用 2000 g/L 的 84 消毒液浸泡(消毒液每周更换2次)或75%酒精棉球反复擦拭;竹制罐具可用煮沸消毒。一般拔罐的部位不需要消毒。

3. 环境 应注意环境清洁卫生,温度适宜。

(二)吸附方法

目前根据不同的吸附原理,拔罐主要分为火罐法、水罐法和抽气罐法。

1. 火罐法 火罐法是指通过燃烧罐内空气来拔罐的方法(图4-1-1),目前常用玻璃罐或竹罐。根据不同的操作方法,火罐法可分为闪火法、投火法和贴棉法。此处介绍临床最常用的闪火法。

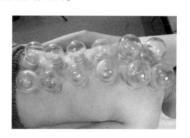

图4-1-1 火罐法

(1)拔罐 用止血钳或镊子等夹住95%酒精棉球,一手握罐体,罐口朝下,将95%酒精棉球点燃后立即伸入罐内,摇晃数圈后随即退出,迅速将罐扣于应拔部位。

(2)起罐 一手握住罐体腰底部稍倾斜,另一手拇指或食指按压罐口边缘的皮肤,使罐口与皮肤之间产生空隙,空气进入罐内,轻柔摇动罐并将罐取下。

注意:此法吸拔力的大小与罐具的大小和深度、罐内燃火的温度和方式、扣罐的时机与速度,以及在扣罐时空气再进入罐内的多少等因素有关。如罐具深且大,要在火力旺时扣罐,使罐内温度较高,扣罐动作要快,使下扣时再进入罐内的空气较少,这样,罐的吸拔力大,反之则小。可根据需要灵活掌握。

2. 水罐法 水罐法是指通过蒸汽、水煮使罐内空气热膨胀来拔罐的方法(图4-1-2),目前常用竹罐。根据不同的操作方法,水罐法可分为水煮法和蒸汽法。此处介绍使用频率较高的水煮法。

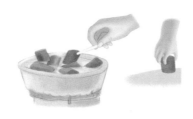

图4-1-2 水罐法

(1)拔罐 将竹罐放入水中或药液中煮沸2~3 min,然后用镊子将罐倒置(罐口朝下)夹起,迅速用多层干毛巾捂住罐口片刻,以吸去罐内的水液,降低罐口温度(但保持罐内热气),趁热将罐拔于应拔部位,然后轻按罐具30 s 左右,令其吸牢。

(2)起罐 参考火罐法起罐,同时为防止罐内有残留水(药)液漏出,若吸拔部位水平,应先将拔罐部位调整为侧面后再起罐。

3. 抽气罐法 用一种特制的罐具和一个抽气装置构成并通过抽吸空气来拔罐的方法(图 4-1-3)。此法适用于全身各部位的拔罐,且操作简单,吸力可随意调控,安全性高。

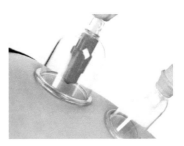

图 4-1-3 抽气罐法

(1)拔罐 先将抽气罐紧扣在应拔部位,用抽气筒将罐内的部分空气抽出,使其吸拔于皮肤上。

(2)起罐 提起抽气罐上方的塞帽使空气注入罐内,罐具即可脱落。

(三) 应用方法与时间

1. 留罐 适用于临床大部分病症,是最常用的拔罐法。

将吸拔在皮肤上的罐具留置一定时间,使局部皮肤潮红,甚或皮下瘀血呈紫黑色后再将罐具取下(图 4-1-1)。

提示:留罐时间可根据患者的年龄、病情、体质等情况而定。一般留罐时间为 10~15 min;在皮肤反应明显或吸拔力较强时,留罐时间不宜过长。

2. 闪罐 用闪火法将罐吸拔于应拔部位,随即取下,再吸拔,再取下,反复吸拔,当罐体底部发热时及时更换罐,以局部皮肤潮红为止(图4-1-4)。

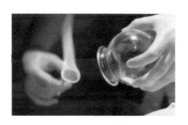

图4-1-4 闪罐

提示:闪罐操作手法要熟练,动作轻、快、准;至少选择3个口径相同的火罐轮换使用,以免罐口烧热而烫伤皮肤。

3. 走罐 先于施罐部位涂上润滑剂(如凡士林、医用甘油或润肤霜等),也可用温水或药液,同时还可将罐口涂上油脂。用罐吸拔后,一手握住罐体,略用力将罐沿着一定路线反复推拉,至走罐部位皮肤潮红或出痧为度,推罐时应用力均匀,以防止火罐漏气脱落(图4-1-5)。

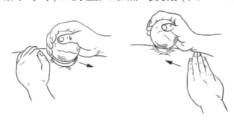

图4-1-5 走罐

提示:选用口径较大、罐壁较厚且光滑的玻璃罐;施术部位应面积宽大、肌肉丰厚,如胸背、腰部、腹部、大腿等。不宜吸拔过紧,不能在骨突出处推拉,以免损伤皮肤或关节。

4. 拔罐时间　拔罐治疗的间隔时间,取决于局部皮肤颜色和病情的变化。同一部位拔罐一般隔日 1 次。一般慢性疾病以 7~10 次为 1 个疗程。两个疗程之间应间隔 3~5 天(或等罐斑痕迹消失)。

三、异常情况处理

(一) 晕罐

拔罐过程中若出现头晕、胸闷、恶心欲呕、肢体发软、冷汗淋漓,甚者瞬间意识丧失等晕罐现象,应立即起罐,使患者呈头低脚高卧位,必要时可饮用温白开水或温糖水,或掐水沟等。密切注意血压、心率变化,严重时按晕厥处理。

(二) 水疱

起罐后应用无菌干棉球轻轻拭去拔罐部位紫红色罐斑上的小水珠,若罐斑处微觉瘙痒,嘱患者不可搔抓,数日内自可消退。起罐后如果出现小水疱,只要不擦破,可任其自然吸收。若水疱过大,可用一次性消毒针从疱底刺破,放出水液后,消毒擦烫伤膏,再用敷料覆盖。

(三) 其他

拔罐过程中如果出现拔罐局部疼痛,有灼烧感等,应立即查看是否有烫伤情况,排除烫伤后可减压放气或者立即起罐。

四、注意事项

(1)选好体位,嘱患者体位应舒适,局部宜舒展、松弛、充分暴露拔罐部位皮肤,勿移动体位,以防罐具脱落。

(2)空腹、过劳、过饱、过饥、醉酒状态以及极度疲劳者应避免拔罐;妊娠妇女及婴幼儿、老年人慎拔罐。

(3)使用电罐、磁罐时,应注意询问患者是否带有心脏起搏器等金属物体,若有,应禁用。

(4)用于燃火的95%酒精棉球,不可吸含酒精过多,应拧至不滴酒精为宜,以免拔罐时酒精滴落到患者皮肤上而造成烧烫伤。若不慎出现烧烫伤,按外科烧烫伤常规处理。

(5)燃火伸入罐内的位置,以罐口与罐底的外1/3与内2/3处为宜,注意罐口温度,防止过高而烫伤患者。

(6)使用抽气罐时不可以过度抽气,以免罐内负压过高,无法取下。使用水罐时一定要注意罐口温度不能过高,罐里不可以留过多液体,以免发生烫伤等。

(7)起罐操作应轻柔,不可硬拉罐具,否则会引起疼痛,甚至损伤皮肤。

五、禁忌

(1)急性严重疾病、接触性传染病、严重心脏病、心力衰竭。

(2)皮肤高度过敏、传染性皮肤病,以及皮肤肿瘤(肿块)部、皮肤溃烂部。

(3)血小板减少性紫癜、白血病及血友病等出血性疾病。

(4)心尖区、体表大动脉搏动处及静脉曲张处。

(5)精神分裂症、抽搐、高度神经质及不合作者。

(6)急性外伤性骨折、中度和重度水肿部位。

(7)瘰疬、疝气处及活动性肺结核。

(8)眼、耳、口、鼻孔窍部。

第二节　针罐技术

一、概要

针罐是指将针刺与拔罐相配合的治疗方法,可分为留针拔罐、出针拔罐以及刺络拔罐。

二、操作

1. 留针拔罐　具有舒筋活络、止痛、祛湿之功,适用于既需针刺又需拔罐者,如风湿痹证(图 4-2-1)。

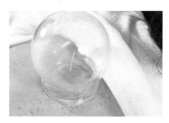

图 4-2-1　留针拔罐

先针刺得气后留针,以针为中心拔罐,留置相应时间后起罐、起针。

注意:留针拔罐时,罐具宜大,毫针针柄宜短,以免吸拔时罐具碰触针柄而造成损伤。

2. 出针拔罐　在出针后,立即于该部位拔罐,留置相应时间后起罐,起罐后再用无菌干棉球将拔罐处擦净。

3. 刺络拔罐　适用于气血瘀阻者,如急性扭伤等患者,可根据放血部位选择抽气罐或者火罐,一般肌肉丰厚的腰背部等选择火罐,关节附近选择抽气罐(图4-2-2)。

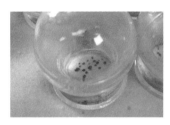

图 4-2-2　刺络拔罐

先定位拔罐局部,然后消毒并用三棱针等点刺出血,再进行拔罐,一定要把握好吸力。留罐时可见血液流出,一般留 5~10 min 待血液停止流动凝固后起罐。起罐时周围围上干净的卫生纸,以防血液流出污染患者衣物或床单等,然后用无菌干棉球擦净皮肤。

三、注意事项和禁忌

(1)多用于肌肉丰厚部位的腧穴,头面胸背等部位不宜使用。

（2）留罐时定位要准确,应以针刺点为中心留罐,不能过度偏倚,吸拔力要适中,根据显露在体外的针身、针柄的长短,结合拔罐部位,选择大小合适的罐,以罐底不压住毫针针尾为宜。

（3）放血前必须严格消毒,防止感染,随时关注患者反应,操作时进针不宜过深,创口不宜过大,以免损伤其他组织。

第五章 敷熨熏蒸疗法类

第一节 湿热敷技术

一、概要

湿热敷是中医熨法的改良和延伸,操作时将纱布等浸泡于中药煎汤中,再根据治疗需要选择常温或加热,敷于患处。此法将热疗和药疗融为一体,使相应部位的体表毛细血管网充分扩张开放,改善循环。由于药物持续保持热湿润状态,大大增加了中药的渗透吸收能力,使药物作用更加持久,从而达到温经通络、活血行气、散热止痛、活血消肿的作用。湿热敷主要适用于软组织损伤,骨折愈合后肢体功能障碍,肩、颈、腰腿痛,膝关节痛,类风湿性关节炎,强直性脊柱炎等。

二、操作

(一) 准备用品

将中药装入敷袋,放于加热装置容器内煎煮,或将纱布浸于38~43 ℃中药煎汤中,将其拧至不滴水即可使用。

(二)选择体位

根据所需热敷的部位,选择适合暴露皮肤且患者自感舒适的体位。

(三)步骤

将准备好的温度适宜的敷袋置于患者皮肤上,询问患者的冷热感受,温度冷却后及时更换敷袋或淋药液于敷袋上,以保持舒适的湿度及温度(图5-1-1)。操作完毕后,清洁该处皮肤,观察患者皮肤反应,如有无过敏或起泡。每次治疗时间为20~30 min,每日1~2次。

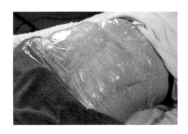

图5-1-1 湿热敷

三、注意事项

(1)注意掌握温度,以38~43 ℃为宜,以免烫伤。

(2)在伤口部位做湿热敷,应按无菌操作进行,热敷结束后,按换药法处理伤口。

(3)面部湿热敷者,敷后15 min方能外出,以防感冒。

四、禁忌

(1)过敏体质或明确对某种药物成分过敏者。

(2)有皮肤破损、开放性损伤等疾病者。

(3)备孕、妊娠期妇女。

(4)患有出血倾向的疾病,急性化脓性炎症,或高热状态。

(5)有恶性肿瘤病史、正在行局部放射性治疗。

(6)心肺肾功能衰竭等。

第二节　穴位贴敷技术

一、概要

穴位贴敷是在中医理论指导下,通过药物刺激特定穴位来发挥药物和穴位双重功效。用某些带有刺激性的药物贴敷穴位,引起局部发疱化脓如"灸疮",又称为"天灸"。穴位贴敷广泛应用于各种病症,对于年老、稚弱、药入即吐者尤为适宜。

二、贴敷药物

(一)药物选择

(1)常用通经走窜、开窍活络之品,以引领诸药开结行滞,直达病所,祛邪外出。常用的药物有冰片、丁香、花椒、白芥子、乳香、没药、肉桂、细辛、白芷、姜、葱、蒜等。

(2)多选气味醇厚、力猛有毒之品,如生南星、生半夏、生川乌、生草乌、巴豆、斑蝥、蓖麻子、大戟等。

(3)选择适当溶剂,调和药性或熬膏使用。如以醋调和,能起到解毒、化瘀、敛疮等作用,虽用药猛,可缓其性;以酒调和,则有行气、活血、通络、消肿、止痛作用,虽用药缓,可激其性;以油调和,可润肤生肌。常用的溶剂有水、白酒或黄酒、醋、姜汁、蜂蜜、蛋清、凡士林等。

(二)药物剂型

根据病情及药物性能,临床中有多种剂型可供穴位贴敷使用,如膏剂、丸剂、散剂、糊剂、泥剂、膜剂、饼剂、熨贴剂等,其中膏剂又分为软膏剂、硬膏剂。

三、操作

(一)选穴消毒

以辨证选穴为主,用穴力求少而精,也可选择病变局部或阿是穴、经验穴。贴敷药物之前,先对穴位局部皮肤常规消毒。

(二)贴敷方法

1.贴法 将已制备好的药物直接贴压于穴位上,然后用医用胶布固定;或先将药物置于医用胶布粘面正中,再对准穴位粘贴。硬膏剂可直接或温化后将其中心对准穴位贴牢(图5-2-1)。

2. 敷法 将已制备好的药物直接涂搽于穴位上,外覆医用防渗水敷料,再以医用胶布固定(图 5-2-2)。

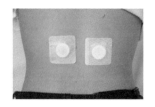

图 5-2-1 贴法

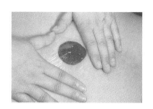

图 5-2-2 敷法

3. 填法 将药膏或药粉填于脐中,外覆纱布,再以医用胶布固定(图 5-2-3)。

4. 熨贴法 将熨贴剂加热,趁热外敷于穴位。或先将熨贴剂贴敷于穴位上,再以艾火或其他热源温熨药物(图 5-2-4)。

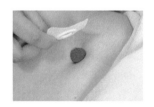

图 5-2-3 填法

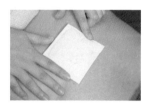

图 5-2-4 熨贴法

(三)换药

一般情况下,每隔 1~2 天换药 1 次;不需溶剂调和的药物,还可适当延长到 3~5 天换药 1 次。换药重新贴敷时,可用无菌干棉球或棉签蘸温水、植物油或液体石蜡清洁皮肤上的药物,擦干后即可再贴敷。

四、注意事项

(1)若用膏剂贴敷,膏剂温度不应超过 45 ℃,以免烫伤。

(2)贴敷药物后注意局部防水。

(3)若贴敷后起水疱,小的水疱一般不必特殊处理,让其自然吸收。大的水疱应以无菌针具挑破其底部,排尽液体,消毒以防感染。破溃的水疱做消毒处理后,外用无菌纱布包扎,以防感染。

(4)若出现范围较大、程度较重的皮肤红斑、水疱、瘙痒现象,应立即停药,进行对症处理。出现全身性皮肤过敏症状者,应及时到医院就诊。

(5)对胶布过敏者可改用无纺布制品固定贴敷药物。

五、禁忌

(1)过敏体质或明确对某种药物成分过敏者。

(2)有皮肤破损、开放性损伤等疾病。

(3)久病、体弱、消瘦及有严重心、肝、肾功能障碍者以及孕妇、幼儿慎用毒性药物。

(4)颜面部慎用发疱药物。

(5)糖尿病患者慎用发疱药物。

第三节　中药熏蒸技术

一、概要

中药熏蒸是在中医理论指导下,利用中药煎煮后产生的蒸气来熏蒸机体皮肤,具有药力和热力双重作用。药物借助热力作用于皮肤发挥药效,热力又可促进皮肤血管扩张,改善血液循环和组织营养代谢。临床广泛应用于内、外、妇、儿等各科病症。

二、熏蒸分类

1.全身熏蒸　利用药物蒸气对全身进行熏蒸,适用于全身性疾病,也可作为一种保健方法。

2.局部熏蒸　利用药物蒸气对病变患处进行熏蒸,适用于病变较局限的疾病或某些特定部位的病症。

三、操作

(一)术者准备

1.熏蒸药物　根据中医辨证论治原则选配相应的药物。

2.熏蒸设施

(1)传统熏蒸　使用盛有药液并产生蒸气的桶、盆、瓷杯直接在患处熏蒸。

（2）现代熏蒸　使用熏蒸药浴器、熏蒸仪、熏蒸床、熏蒸室等。现代智能熏蒸仪器具有温控、定时及显示功能，或兼有熏洗、红外线或磁疗等作用。

（二）患者准备

根据患者的具体情况，确定局部熏蒸或全身熏蒸，选择适合患者的熏蒸仪器，嘱患者摆好体位，多饮水，排空大小便。饭前或饭后 30 min 不宜进行熏蒸，一般以饭后 1 h 熏蒸最为适宜。

（三）熏蒸法

1. 传统熏蒸法　把煎好的药液放入容器中，使温度控制在 40~50 ℃，将熏蒸部位暴露在蒸气下，可利用距离控制温度，熏蒸 20~30 min（图 5-3-1）。

2. 现代熏蒸法　将煎好的药液倒入熏蒸仪器中，选择合适体位，暴露熏洗部位，将熏蒸头置于暴露皮肤上方约 20 cm，或全身洗净后进入熏蒸室内，打开机器，使药液蒸气熏蒸患部，每次 30 min，温度控制在 40 ℃（图 5-3-2）。

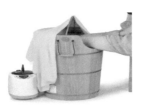

图 5-3-1　传统熏蒸

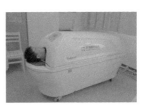

图 5-3-2　现代熏蒸

四、注意事项

（1）中药熏蒸过程中应注意有无恶心、呕吐、胸闷、气促、心跳加快等不适，严防出汗虚脱或头晕，若有不适，应立即停止熏蒸。

（2）空腹、饱餐或极度劳累时避免熏蒸。

（3）熏蒸过程中应适当饮水，每次熏蒸不宜超过半小时。

（4）熏蒸药中部分药物有一定的毒性作用，熏蒸时避免药液误入口中。

（5）冬季熏蒸后若去室外，应注意保暖。

（6）熏蒸器具和物品要注意清洁、消毒，全身熏蒸时要穿一次性衣裤。

五、禁忌

（1）皮肤溃破、皮肤过敏、传染性皮肤病患者。

（2）重症高血压，严重贫血，心脏病及急、慢性肾炎患者。

（3）高热患者。

（4）智力低下及年老体弱者慎用。

第六章　中医微创疗法类

第一节　针刀技术

一、概要

针刀(图 6-1-1)是针灸针与手术刀的融合,其工具形状类似针灸针,由刀柄、刀体、刀刃三部分组成,其中刀刃端呈线性刃口,称"刀口线"。针刀疗法是以针的方式刺入人体,通过刀刃在体内进行疏通、切割、剥离等操作,达到剥离粘连、松解挛缩、疏通堵塞、刮除瘢痕的效果。优势病种集中在运动系统慢性损伤(主要包括慢性软组织损伤和神经卡压综合征)、颈椎病和颈源性疾病、腰椎间盘突出症、骨关节炎等。

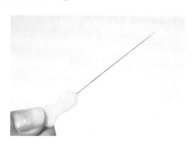

图 6-1-1　针刀

二、操作

(一) 术前准备

1. 针刀手术室设置 针刀疗法是一种闭合性手术，需要在无菌手术室进行。手术室用房及设施要求必须符合有关规定。

2. 针刀操作无菌要求 针刀术前需要对针刀治疗室、手术用品、医护双手严格消毒，医护应穿干净白大褂、戴帽子、口罩、无菌手套。对患者消毒时，先用记号笔在治疗点处做一记号。用 2% 碘伏棉球以记号为中心向周围涂擦 5 cm 以上，不可回涂。待碘伏干后用 75% 酒精脱碘 2 次。若用 0.75% 碘伏消毒可不用脱碘。之后覆盖无菌小洞巾，使进针点正对洞巾的洞口中央。

3. 患者体位选择 根据施术部位协助患者选择合适的体位，如俯卧头低位(头颈部)、仰卧位(胸腹部及下肢前侧)、俯卧位(背腰部及下肢后侧)、侧卧位(侧部)、坐位(肘臂腕)、端坐颈椎牵引位(严重颈椎病)、俯卧腰椎牵引位(脊柱侧弯)等。

4. 手术麻醉选择 对于一般的慢性软组织损伤采用局部浸润麻醉，1% 利多卡因单次总量不超过 200 mg。对于其他脊柱、关节等疾病需请麻醉科医师实施神经阻滞麻醉或全身麻醉。

(二) 常见针刀入路

1. 一般针刀入路 一般针刀入路即定点、定向、加压分离、刺入四步进针规程,是最普遍的针刀入路。多用于慢性软组织损伤。

2. 按骨性标志的针刀入路 骨突标志是体表可触的骨性突起,常附着肌肉韧带,是损伤好发部位,可作为定位参考。

3. 按组织层次的针刀入路 病灶涉及多种组织层次时,需按所处位置不断调整刀锋方向。使刀口线与该层神经血管、肌纤维等方向平行,逐层深入病变处。

(三)进针刀四步规程

1. 定点 在确定病变部位及该处的解剖结构后,确定最佳的进针点,在进针点用龙胆紫溶液做记号,并常规消毒,覆盖无菌小洞巾。

2. 定向 使刀口线与大血管、神经及肌肉纤维走向平行,将刀口压在进针点上,然后根据手术入路的要求确定针体与进针平面的角度。

3. 加压分离 以右手拇指和食指捏住针柄,其余三指托住针体,稍加压力但不刺破皮肤,使进针点处形成一个长形凹陷,刀口线和重要血管神经及肌肉纤维走向平行。这样,神经血管就会被分离在刀刃两侧。

4. 刺入 继续加压至产生坚硬感,说明刀口下皮肤已被推挤到接近骨质表面,稍一加压即可穿过皮肤,此时进针点处凹陷基本消失,神经血管膨起在针体两侧。此时可根据需要施行针刀手术治疗。

(四)常用针刀刀法

1. 纵行疏通法 进针时刀口线与肌肉韧带等病变组

织纤维走行方向平行,针刀体以皮肤为中心,刀刃端在体内沿刀口线方向做纵向弧形运动。

2. 横行剥离法 进针时刀口线与肌肉韧带等病变组织纤维走行方向平行,刀刃接触骨面时,沿与肌肉韧带走行垂直的方向进行剥离。

3. 提插切割法 刀刃到达病变部位后切割第一刀,随后上提刀刃约 0.5 mm,再下插至病变处继续切割,如此提插三刀。

4. 骨面剥离法 针刀到达骨面,沿骨面或骨嵴将粘连组织从骨面铲剥开来,以刀下有松动感为度。

5. 通透剥离法 对于囊性病变,用针刀刺破囊壁,穿过囊内,继而刺破对侧囊壁。

6. 注射松解剥离法 使用注射针刀疗法,局部麻醉和针刀手术可同时进行。

7. 切割肌纤维法 局部肌纤维紧张或痉挛引起顽固性疼痛或功能障碍时,刀口线垂直肌纤维走行方向进入,切断部分紧张痉挛的纤维以缓解症状。

8. 铲磨削平法 骨刺较大,或长于骨平面时,刀口线垂直骨刺纵轴方向刺入,刀刃接触骨刺后,将其尖部或锐边削去,磨平。

三、注意事项

(1)熟练掌握施术部位的解剖结构(包括体表标志和体内标志)。掌握主要血管、神经及内脏的体表投影,避免损伤。

（2）根据不同病情选取适合的针刀技术操作。

（3）严格无菌操作。

（4）定位准确。若以阿是穴为治疗点,需在痛点中心进针,要反复触摸定点,进针时保持垂直。

（5）进针应敏捷迅速。施行疏通剥离等操作时,手法宜轻,避免损伤周围阻滞。在关节处纵切时,注意不要切断肌腱韧带等。

（6）如在进针或剥离等过程中,患者出现触电样感觉,要稍微退针,改变方向后再进针,不可直推猛进。

（7）快速出针刀,同时用棉球按压防止出血。若有深部出血倾向,可用无菌干棉球或无菌纱布加压固定。

（8）妇女经期不宜行针刀疗法;骨质疏松患者慎用针刀疗法;患者精神紧张、劳累后、饥饿状态下暂不适宜行针刀疗法。

四、禁忌

（1）严重内脏疾病的发作期。

（2）施术部位有皮肤感染、肌肉坏死、红肿、灼热,或深部有脓肿者。

（3）施术部位有难以避开的重要血管、神经或重要脏器者。

（4）患有血友病或其他有出血倾向的疾病及凝血功能障碍者。

（5）体质极度虚弱者。

（6）高血压危象。

（7）癌性疼痛。

第二节 刃针技术

一、概要

刃针(图 6-2-1),是针灸针和小针刀的融合。适用于慢性软组织损伤、陈旧性软组织损伤急性发作、部分肌性软组织损伤,如颈椎病、坐骨神经痛、外伤性滑囊炎、腱鞘炎、肌筋膜炎、增生性关节炎、关节微小移位等。

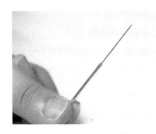

图 6-2-1 刃针

二、操作

(一)针具选择

刃针包括针柄、针杆和针头,其针柄由柄头与盘丝、压花及表面凹凸不平的圆柱柄杆固结为一体形成一个"T"字形;其针杆为圆杆,直径为 0.35~0.9 mm;其针头为樱形铲;针柄、针杆与针头依次固为一体。

刃针有四种类型,可根据疾病的不同部位和治疗目的进行选择。刃针型号、规格见表6-2-1。

表6-2-1　刃针型号、规格

型号	规　　格
Ⅰ型	0.9 mm×85 mm,0.9 mm×60 mm,0.9 mm×40 mm
Ⅱ型	0.7 mm×85 mm,0.7 mm×60 mm,0.7 mm×40 mm
Ⅲ型	0.5 mm×60 mm,0.5 mm×40 mm
Ⅳ型	0.35 mm×40 mm,0.35 mm×20 mm

(二)进针

进针时,按浅筋膜—深筋膜—肌肉—骨面的顺序逐层深入,并通过阻力突然减小的"落空感"来判断浅深层次。

(三)手法

1.纵行切割　在与刃针针刃方向一致的线上,分次、间断地穿过病变组织层。

2.横行切割　在与刃针针刃方向垂直的线上,分次、间断地穿过病变组织层。

3.纵行斜切　切割一针后,将刃针退至皮下组织层,使刃针与刃针针刃方向一致,斜行穿过病变组织层。

4.横行斜切　切割一针后,将刃针退至皮下组织层,使刃针与刃针针刃方向垂直,斜行穿过病变组织层。

5.边缘铲切　将刃针针刃调到与骨边缘一致,针体稍倾斜,紧贴骨缘,间断穿透附着在骨缘上的变性软组织,穿过深度控制在0.5 cm范围内。

6. 十字切割　切割一针后,略提起刃针,旋转 90° 后再切割一针,此时呈纵横十字形切口。若依此斜行再切数处,则称"连续十字切割"。

7. 米字切割　切割一针后,略提起刃针,旋转 45° 后切割一针,依此连续 2 次,此时呈米字形切口,若斜行再切数处,称"连续米字切割"。

8. 扇形切割　刃针刺入皮下组织层,将针体倾斜,在组织层面间穿刺,然后退至原处,在同一平面倾斜 10° 左右再穿刺,如此反复数次。被切割平面的针孔形如扇子骨。

9. 纵行摆动　以刃针与皮肤的接触处为支点,使刃针与刃针针刃方向一致,摆动针尾(针刃则将病变软组织锐性切开一个弧形切口),此法只适于 I 型刃针。

10. 横行摆动　以刃针与皮肤的接触处为支点,使刃针与刃针针刃方向垂直,摆动针尾(针刃则将病变软组织钝性分离开一个间隙),此法只适于 I 型刃针。

三、注意事项

1. "四种不做"　患者出现以下感觉时不宜继续深层操作:突然锐痛(触及血管壁);突然强烈放射性痛、麻,电击或肢体不自主抬动(触及神经外膜);突然胸闷、气短或呛咳(触及胸膜外组织);无微痛、酸、胀感(正常软组织)。

2. "三种应对"　遇上述感觉采用三种应对方法:立即停止不动;稍提起针具,略改变方向继续操作;待无上述感觉时再操作。

3."两种结合" 患者感觉施术部位有酸、沉、胀、重、微痛、"抓筋感"向四周轻微放散或沿神经轻微放射性痛、麻,术者感觉针下比正常组织硬、厚,难以穿过,当这两种感觉结合出现时表示刃针达到病灶,可以进行操作。

4."松解为度" "两种结合"中除患者感觉酸、沉、胀、重外,术者还有硬厚难以穿过之感,当切刺数下,至不再硬厚难以穿过时,即为松解。松解是达到刺激量的标准,也是停止切刺的标准。"松解为度"就是达到合理的刺激量,不需要再切刺的标准。

四、禁忌

(1)全身发热或感染严重内脏疾病的发作期禁用。

(2)施术部位有红肿热或深部脓肿坏死者禁用。

(3)白血病、血小板减少症及其他凝血功能不全者禁用。

(4)施术部位有重要神经、血管或主要脏器且无法避开,有可能造成损伤者禁用。

(5)急性局部软组织损伤有出血可能者禁用。

(6)诊断不明或病变部位暂不能确定者禁用。

(7)精神疾病患者或精神过度紧张无法配合者禁用。

(8)严重高血压、冠心病、心肌梗死、溃疡病、肝肾功能不全及传染病患者禁用。

(9)恶性贫血、恶性肿瘤患者,严重糖尿病血糖未控制在正常范围者禁用。

(10)严重类风湿性关节炎、强直性脊柱炎、膝关节畸形且要求超过预期效果者禁用。

（11）椎管内骨性狭窄、椎体Ⅱ度以上滑脱、脊髓出现软化灶及大小便明显障碍者禁用。

（12）严重全身骨质疏松、出现广泛疼痛或多处压缩性骨折者禁用。

第七章　骨伤疗法类

第一节　牵引技术

一、概要

牵引是通过牵引装置,利用悬垂之重量为牵引力,身体重量为反牵引力,来缓解肌肉紧张和强烈收缩,整复骨折、脱位,预防和矫正软组织挛缩,以及对某些疾病术前组织松解和术后制动的一种技术方法。多用于四肢和脊柱。

牵引技术有皮肤牵引、骨牵引及布托牵引等,临床根据患者的年龄、体质、骨折的部位和类型、肌肉发达的程度和软组织损伤情况的不同,可分别选用。牵引重量根据缩短移位程度和患者体质而定,应随时调整,牵引重量不宜太过或不及。

二、操作

(一) 皮肤牵引

皮肤牵引指将胶布粘贴于患肢皮肤上,利用扩张板(长方形木板),通过滑车连接牵引重锤进行牵引的方法(图 7-1-1)。其牵引力通过皮肤的张力,间接牵开肌肉的收缩力而作用于骨骼。其特点是简单易行,对患肢基本无损伤,无穿针感染之危险,安全无痛苦。但由于皮肤本身所能承受的力量有限,同时皮肤对胶布粘着不持久,牵引力较小,故其适应范围有一定的局限性。

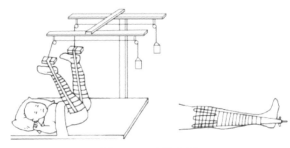

图 7-1-1　皮肤牵引

1. 步骤

(1)准备用具。①宽胶布:长度为骨折线以下肢体长度与扩张板长度两倍之和,宽度为扩张板的长度。②扩张板:为长方形,长度与宽度之比为 4∶3,宽度应比足中部宽 2 cm。③其他:牵引绳、重锤等。

(2)按肢体粗细和长度,将胶布剪成相应宽度(一般与扩张板长度相一致),并撕成长条,其长度应根据骨折平面而定,即骨折线以下肢体长度与扩张板长度两倍之和。

(3)将扩张板粘于胶布中央,但应稍偏内侧 2~3 cm,并在扩张板中央孔处将胶布钻孔,穿入牵引绳,于板之内侧面打结,防止牵引绳滑脱。

（4）术者将胶布两端按三等份或两等份撕成叉状,其长度为一侧胶布全长的 1/3~1/2。

（5）在助手协助下,在骨突处放置纱布,术者先持胶布较长的一端,将其平整地贴在患者大腿或小腿外侧,并使扩张板与足底保持两横指的距离,然后将胶布的另一端贴于内侧,注意两端长度相一致,以保证扩张板处于水平位置。

（6）用绷带缠绕,将胶布平整地固定于肢体上。勿过紧以防影响血液循环。

（7）将肢体置于牵引架上,根据骨折对位要求调整滑车的位置及牵引方向。

（8）牵引重量根据骨折类型、移位程度及肌肉发达的程度而定,小儿宜轻,成人宜重,但不能超过 5 kg。

2. 适应证　骨折需要持续牵引疗法,但不需要强力牵引或不适合骨牵引、布托牵引的病例。临床常用于小儿下肢骨折、老年人骨折、短期牵引,以及预防或矫正髋、膝关节屈曲、挛缩畸形等。

3. 注意事项

（1）须及时注意检查牵引重量是否合适,太轻则不起作用,过重则胶布易滑脱或引起皮肤水疱。

（2）注意有无皮炎发生,特别是小儿皮肤柔嫩,对胶布反应较大,若有不良反应,应及时停止牵引。

（3）注意胶布和绷带是否脱落,滑脱者应及时更换;特别注意检查患肢血运及足趾(指)活动情况,一旦发现血运异常,应及时解除牵引。

（4）一旦发现对胶布过敏,应及时停止皮肤牵引,改用其他方法。

（5）经常检查足部两侧与皮肤接触的部位,防止压迫性溃疡。

（6）腘窝及跟腱处应垫棉垫,切勿悬空。

4. 禁忌

（1）由于皮肤牵引需要用胶布粘贴皮肤,故皮肤对胶布过敏者、皮肤有损伤或炎症者、肢体有血液循环障碍者(如静脉曲张、慢性溃疡、血管硬化及栓塞等血管病变者)禁用。

（2）骨折严重错位需要重力牵引方能矫正畸形者禁用。

（二）布托牵引

布托牵引指用厚布或皮革按局部体形制成各种兜托,托住患部,再用牵引绳通过滑轮连接兜托和重锤进行牵引的方法。临床上布托牵引对骨折和脱位有一定的复位固定作用,还可用于缓解和治疗筋伤所致痉挛、挛缩和疼痛。根据病变部位,常用以下几种牵引方法。

1. 颌枕带牵引　将颌枕带系于头颅的颌下与枕部,连接牵引装置牵引颈椎的一种方法（图7-1-2)。常用坐位牵引,每日 1～2

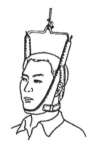

图 7-1-2　颌枕带牵引

次,每次 20~30 min,牵引重量为 3~5 kg。适用于轻度无截瘫的颈椎骨折或脱位、颈椎病、颈椎间盘突出症的治疗。

注意事项:牵引重量为 3~5 kg。牵引重量不宜过大,否则影响张口进食,压迫产生溃疡,甚至滑脱至下颌部,压迫颈部血管及气管,引起缺血窒息。

禁忌:①颈椎结构完整性受损害时,如发生于颈椎及其邻近组织的肿瘤、结核等疾病;②颈椎邻近有血管损害性疾病;③颈椎活动有禁忌的疾病,如颈椎严重的失稳、颈椎椎体骨折;④颈脊髓压迫症及脊髓型颈椎病;⑤有尖锐的骨刺且其尖端指向椎动脉及脊髓者;⑥颈椎突出致椎间盘破碎;⑦牵引治疗后症状(特别是疼痛症状)易加重的疾病,如颈部肌肉急性拉伤、扭伤、急性炎症等;⑧严重的骨质疏松;⑨严重的心、肺、肝、肾和脑部疾病;⑩高血压、低血压、久病体虚者,孕妇,严重神经症,以及有明显骨质疏松者应慎用颈椎牵引;⑪椎体间有骨桥形成者亦最好不使用。

2. 骨盆悬吊牵引　利用骨盆悬吊兜将臀部抬离床面,利用体重使悬吊兜侧面拉紧向骨盆产生挤压力,对骨盆骨折和耻骨联合分离进行整复固定的方法(图 7-1-3)。布兜以长方形厚布制成,其两端各穿一木棍。患者仰卧,用布兜托住骨盆,以牵引绳分别系住横棍之两端,通过滑轮进行牵引。适用于耻骨联合分离、骨盆环骨折分离及骶髂关节分离等。

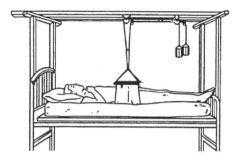

图 7-1-3　骨盆悬吊牵引

注意事项:以能使臀部稍离开床面即可。一侧牵引重量为 3~5 kg。

禁忌:孕妇禁用,有出血性倾向、恶性肿瘤、严重高血压、皮肤损伤患者慎用。

3. 骨盆牵引带牵引　让患者仰卧于骨盆牵引床上,将束带分别捆绑于胸部和骨盆部,在束带上连接一定的重量或施加一定的力量进行牵引的方法(图 7-1-4)。用两条牵引带,分别固定胸部两侧束带,并系缚在床头上,再以两根牵引绳分别系于骨盆牵引带两侧扣眼,通过床尾滑轮进行牵引。也可以将两侧的牵引带连接到电动牵引床进行牵引。适用于腰椎间盘突出症、腰椎小关节紊

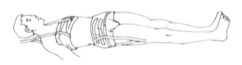

图 7-1-4　骨盆牵引带牵引

乱症、腰椎间孔狭窄引起的神经根受压等。

注意事项:一侧牵引重量为 5~15 kg;牵引重量不宜过大,牵引后症状加重可能是牵引重量过大所致;牵引后反而出现神经根症状加重者,不能再进行牵引;小关节紊乱者,牵引时间不能太长,症状缓解后不需再牵引;腰椎不稳者禁忌牵引。

禁忌:孕妇禁用,腰椎不稳、脊髓疾病、腰椎结核、肿瘤、有马尾神经综合征表现的腰椎管狭窄症、椎弓断裂、重度骨质疏松、牵引区骨折、有出血倾向、恶性肿瘤、严重高血压、皮肤损伤患者慎用。

第二节　骨外固定支架技术

一、概要

外固定是治疗损伤的重要措施之一。其主要目的是维持损伤整复后的良好位置,防止骨折、脱位及筋伤整复后再移位,保证损伤组织正常愈合和修复。

目前,临床上常用的外固定包括夹板固定、石膏固定等。

二、操作

(一)夹板固定

骨折复位后选用不同的材料,如柳木板、竹板、杉树皮等,根据肢体的形态加以塑形,制成适用于各部位的夹板,并用扎带系缚,以压垫配合保持复位后的位置,这种固定方法称为夹板固定。

1. 材料准备

(1)夹板:根据肢体的部位、长度及外形,做成的不同规格及塑形的薄板,是外固定的主要用具。夹板要具备的性能如下。

①可塑性:可根据肢体外形塑形,以适应肢体生理的弯曲和弧度。

②韧性:要有足够的支持力,能承受肢体的张力而不变形、不折断。

③弹性:能适应肢体肌肉收缩和舒张时所产生的压力变化,保持持续固定和复位作用。

④吸附性和通透性:有利于肢体表面散热,避免发生皮炎和毛囊炎。

⑤X线穿透性:能被X线穿透,便于及时检查。

(2)压垫:又叫固定垫,可使夹板的固定力集中放大,产生压力或杠杆力,作用于骨折断端,起到固定和复位作用。一般安放在夹板与皮肤之间。其形状、厚薄、大小应根据骨折的部位、类型、移位情况而定。常用的压垫有以下几种(图7-2-1)。

压垫放置方法应根据骨折的部位、类型、移位情况决定,常用的有一垫固定法、两垫固定法、三垫固定法。

①一垫固定法:直接压迫骨折片或骨折部位。多用于移位倾向较强的撕脱性骨折分离移位或较大的骨折片,如肱骨内上髁骨折、桡骨头脱位(葫芦垫)等(图7-2-2)。

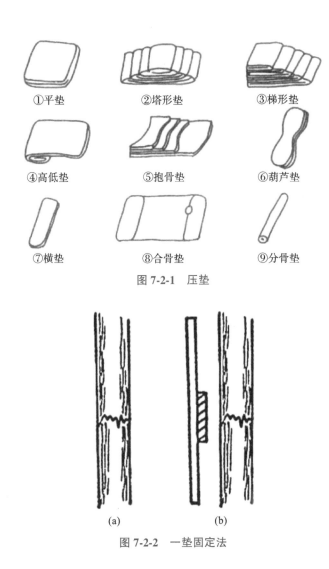

①平垫　　②塔形垫　　③梯形垫

④高低垫　　⑤抱骨垫　　⑥葫芦垫

⑦横垫　　⑧合骨垫　　⑨分骨垫

图 7-2-1　压垫

(a)　　(b)

图 7-2-2　一垫固定法

②两垫固定法:适用于有侧方移位的骨折,骨折复位后,两垫分别置于两骨折端原有移位的一侧,以骨折线为界,两垫均不能超过骨折线,以防止骨折再发生侧方移位(图7-2-3)。

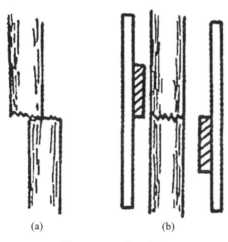

(a)   (b)

图7-2-3 两垫固定法

③三垫固定法:适用于成角移位的骨折。骨折复位后,一垫置于骨折成角的角顶处骨折线上,另两垫分别置于靠近骨干两端的对侧,三垫形成杠杆力,以防止骨折再发生成角移位(图7-2-4)。

(3)扎带:扎带的约束力是夹板外固定力的来源。扎缚的方法:上肢骨折扎3条扎带,下肢扎4条扎带,依次捆扎中间、远端、近端,缠绕两周后打活结捆扎在前侧或

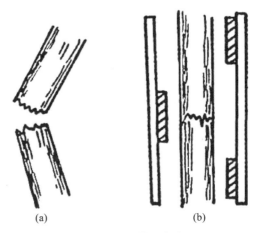

(a)　　　　　　　　(b)

图 7-2-4　三垫固定法

外侧夹板上。捆扎时松紧度要适宜,捆扎后要求能提起扎带在夹板上上下移动 1 cm。

2. 步骤

(1)选用合适的夹板和压垫:根据骨折的部位、类型和移位情况,按照患者肢体的长短、粗细,选用适合的夹板和压垫。

(2)外敷药物:骨折复位后,两助手仍需固定肢体,以防骨折端再移位。术者将事先准备好的消肿止痛药膏敷在骨折部,外用绷带缠绕 1~2 圈,或以棉垫包裹患肢后用绷带缠绕固定,以防皮肤压伤。若皮肤有擦伤或已形成水疱,应在消毒后用消毒针头放空水疱,外敷消毒纱布。

(3)放置压垫:将做好的压垫准确地放在肢体的适当

部位,用胶布在绷带外固定。

(4)安放夹板:根据各部骨折的具体要求,按照先前后、再两侧的顺序放置夹板。

(5)捆绑扎带:术者用3~4条扎带按中间、远端、近端的顺序依次绕夹板外面缠绑2圈后扎紧,并检查松紧度。除简单包扎法外,临床常用续增包扎法,其优点是夹板不易移动,肢体受压均匀,固定较为牢靠。固定时放置压垫后,先放置两块起主要作用的夹板,以绷带包扎两周,再放置其他夹板,亦用绷带包扎,最后绑缚扎带3~4条。

3. 注意事项

(1)观察患肢的血运:特别在固定后3日内更应注意观察肢端皮肤的色泽、温度、感觉、肿胀、动脉搏动及被动活动情况。如发现肢端肿胀、疼痛、发凉、麻木、活动障碍和脉搏减弱或消失等,应及时处理,否则肢体有发生缺血性肌挛缩,甚至坏疽的危险。

(2)调整扎带的松紧度:一般在固定后4日内,因复位的继发性损伤、部分浅静脉回流受阻、局部损伤性反应等,夹板内压力有上升趋势,此时应将布带及时放松一些;以后随着肿胀消退,夹板内压力会日趋下降,扎带会变松,应及时调整,保持1 cm左右的正常移动度。

(3)若在压垫骨突起处出现固定性疼痛,应及时拆开夹板进行检查,以防止发生压迫性溃疡。

4. 适应证

(1)四肢闭合性骨折经手法整复成功者。股骨干骨折因肌肉发达、收缩力大,需配合持续牵引者。

(2)关节内及近关节内骨折经手法整复成功者。

(3)四肢开放性骨折,创面小或经处理伤口闭合者。

(4)陈旧性四肢骨折运用手法整复者。

5. 禁忌

(1)较严重的开放性骨折。

(2)难以整复的关节内骨折和难以固定的骨折,如髌骨骨折、股骨颈骨折、骨盆骨折等。

(3)肿胀严重伴有水疱者。

(4)患肢远端脉搏微弱,末梢血运较差或伴有血管损伤者。

(二)石膏固定

石膏绷带具有塑形好、固定可靠、便于护理、方便更换等特点。

1. 常用石膏类型

(1)石膏托:将石膏绷带按所需的长度折叠成石膏条,即得到石膏托。一般上肢石膏托需用石膏绷带 12～14 层,下肢石膏托需用石膏绷带 14～16 层。石膏托的宽度一般以能包围肢体周径的 2/3 左右为宜。

(2)石膏夹:将两条石膏条加衬垫分别置于被固定肢体的伸侧和屈侧或者内侧和外侧,再用绷带继续包缠而成。

(3)管型石膏:将石膏绷带和石膏夹结合,包缠固定肢体,即在石膏夹的基础上再用石膏绷带缠绕固定,使前后石膏条成为一个整体。

（4）躯干石膏：将石膏条与石膏绷带相结合包缠固定躯干可得到躯干石膏。常用的躯干石膏有头胸石膏、颈胸石膏、石膏围领、肩"人"字石膏、石膏背心、石膏围腰及髋"人"字石膏等。

（5）其他类型：根据伤情或病情的需要，制成各种类型的石膏以达到外固定目的，如蛙式石膏、"U"形石膏等。

2. 步骤

（1）术前准备：石膏绷带浸泡水中 10~15 min 即开始凝结，因此术前应做好准备工作，以免延误时间，影响固定效果。

①材料准备：预先估计石膏绷带用量，放在托盘内，用桶或盆盛 40 ℃ 左右温水备用，其他用具如石膏剪、石膏刀、剪刀、衬垫、绷带、胶布及有色铅笔等准备齐全。

②患者肢体准备：将拟固定肢体用肥皂清洗干净，有伤口者应清洁换药，摆好患肢关节功能位或特殊体位，并由专人扶持或置于石膏牵引架上。

③人员分工：大型石膏固定包扎要 1 人负责体位，另 1 人制作石膏条并浸泡石膏，另外 1~2 人包缠及抹制石膏。一般包扎石膏的人数根据石膏固定部位的大小情况而定。

（2）制作石膏条：根据不同需要将石膏绷带来回反复折叠成不同长度、宽度和厚度的石膏条，叠好后放入准备好的温水中浸泡，待气泡冒净后取出，两手握住其两端，轻轻对挤，除去多余水分后，铺开抹平即可使用（图 7-2-5）。

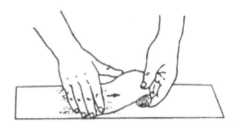

图 7-2-5　石膏条制作

(3)制作石膏衬垫:石膏固定前应在石膏固定部位垫以根据需要制作相应的石膏衬垫或在骨骼隆起部、关节部垫以棉垫,以免影响血运或致皮肤受压坏死而形成压迫性溃疡。

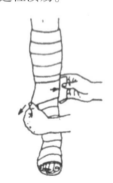

图 7-2-6　石膏包扎手法

(4)石膏包扎手法:一般于固定部位由上向下或由下向上缠绕,且以滚动方式进行,松紧要适度,每一圈石膏绷带应盖住前一圈绷带的1/2 或 1/3(图 7-2-6)。由于肢体粗细不等,当需要向上或向下移动绷带时,要提起绷带的松弛部并向肢体的后方折叠,切不可翻转绷带。操作要迅速、敏捷、准确,两手要互相配合,即用一手缠绕石膏绷带,另一手同时朝相反方向抹平。

3. 注意事项

(1)石膏定型后,可用电吹风或其他办法烘干。

（2）在石膏未干以前若需搬动患者，注意勿使石膏折断或变形，常用手托起石膏，忌用手指捏压，回病房后必须用软枕垫好。

（3）抬高患肢。注意有无受压症状，随时观察指（趾）端血运、皮肤颜色、温度、肿胀、感觉及运动情况。如果有变化，立即将管型石膏纵向切开。待病情好转后，再用浸湿的纱布绷带自上而下包缠，使绷带与石膏粘在一起，如此石膏干固后不减其固定力。

（4）手术后及有伤口时，如发现石膏被血或脓液浸透，应及时处理。

（5）注意冷暖。寒冷季节注意外露肢体的保温；炎热季节，对包扎大型石膏患者，要注意通风，防止中暑。

（6）注意保持石膏清洁，勿被尿、便等浸湿污染。翻身或改变体位时，应保护石膏形状，避免折裂变形。

（7）如因肿胀消退或肌肉萎缩出现石膏松动，应立即更换石膏。

（8）患者未下床前，须帮助其翻身，并指导患者做石膏内的肌肉收缩活动；情况允许时，鼓励患者下床活动。

（9）注意畸形矫正。骨折或因畸形做截骨术的患者，X线复查发现骨折或截骨处对位尚好，但有成角畸形时，可在成角畸形部位的凹面横行切断石膏周径的 2/3，以石膏凸面为支点，将肢体的远侧段向凸面方向反折，即可纠正成角畸形，然后用木块或石膏绷带条填塞石膏裂隙，再以石膏绷带固定。

第八章　其他类技术

第一节　耳穴压豆技术

一、概要

耳穴压豆,是指使用一定丸状物贴压耳穴以防治疾病的一种方法,安全、无创、无痛,且能起到持续刺激的作用。

二、操作

(一)耳廓与耳穴

1.耳廓表面解剖　耳廓分为凹面的耳前和凸面的耳背,其体表解剖名称见图8-1-1。

耳轮　耳廓外侧边缘的卷曲部分。

耳轮脚　耳轮深入耳甲的部分。

耳轮脚棘　耳轮脚和耳轮之间的隆起。

耳轮脚切迹　耳轮脚棘前方的凹陷处。

耳轮结节　耳轮外上方的膨大部分。

耳轮尾　耳轮向下移行于耳垂的部分。

轮垂切迹　耳轮和耳垂后缘之间的凹陷处。

对耳轮　与耳轮相对呈"Y"字形的隆起部,由对耳

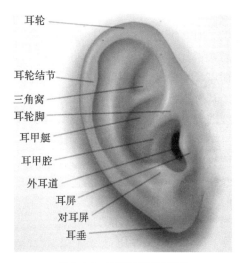

图 8-1-1　耳廓表面解剖图

轮体、对耳轮上脚和对耳轮下脚三部分组成。

对耳轮体　对耳轮下部呈上下走向的主体部分。

对耳轮上脚　对耳轮向上分支的部分。

对耳轮下脚　对耳轮向前分支的部分。

三角窝　对耳轮上、下脚与相应耳轮之间的三角形凹窝。

耳舟　耳轮与对耳轮之间的凹沟。

上屏尖　耳屏游离缘上隆起部。

下屏尖　耳屏游离缘下隆起部。

耳屏　耳廓前方呈瓣状的隆起。

屏上切迹　耳屏与耳轮之间的凹陷处。

对耳屏　耳垂上方、与耳屏相对的瓣状隆起。

对屏尖　对耳屏游离缘隆起的顶端。

屏间切迹　耳屏和对耳屏之间的凹陷处。

轮屏切迹　对耳轮与对耳屏之间的凹陷处。

耳垂　耳廓下部无软骨的部分。

耳甲　部分耳轮和对耳轮、对耳屏、耳屏及外耳门之间的凹窝。由耳甲艇、耳甲腔两部分组成。

耳甲艇　耳轮脚以上的耳甲部。

耳甲腔　耳轮脚以下的耳甲部。

外耳门　耳甲腔前方的孔窍。

上耳根　耳廓与头部相连的最上处。

下耳根　耳廓与头部相连的最下处。

2. 耳穴分布特点　耳穴是指分布在耳廓上的一些特定区域。耳穴在耳廓上的分布有一定的规律,犹如一个倒置在子宫的胎儿,头部朝下、臀部朝上。一般与头面相应的耳穴在对耳屏与耳垂;与上肢相应的耳穴在耳舟;与躯干和下肢相应的耳穴在对耳轮体和对耳轮上、下脚;与内脏相应的耳穴集中在耳甲,其中与腹腔脏器相应的耳穴多在耳甲艇,与胸腔脏器相应的耳穴多在耳甲腔;与消化道相应的耳穴多在耳轮脚周围(图 8-1-2、图 8-1-3)。

3. 耳穴定位和主治　《耳穴名称与定位》按耳廓的解剖将每个部位划分成若干个区,共计 93 个穴位。

(1)耳轮穴位:将耳轮分为 12 个区。耳轮脚为耳轮 1 区。耳轮脚切迹到对耳轮下脚上缘之间的耳轮分为 3 等份,自下而上依次为耳轮 2 区、3 区、4 区;对耳轮下脚上

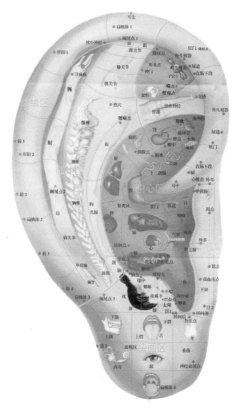

图 8-1-2 耳穴图(前面)

缘到对耳轮上脚前缘之间的耳轮为耳轮 5 区;对耳轮上
脚前缘到耳尖之间的耳轮为耳轮 6 区;耳尖到耳轮结节
上缘为耳轮 7 区;耳轮结节上缘到耳轮结节下缘为耳轮 8
区。耳轮结节下缘到轮垂切迹之间的耳轮分为 4 等份,

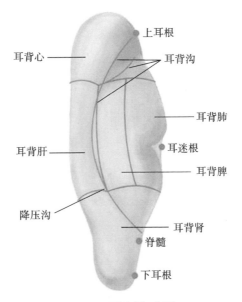

图 8-1-3　耳穴图(背面)

自上而下依次为耳轮9区、10区、11区和12区。

　　耳中　耳轮1区,主治呃逆、荨麻疹、皮肤瘙痒症、小儿遗尿、咯血、出血性疾病。

　　直肠　耳轮2区,主治便秘、腹泻、脱肛、痔疮。

　　尿道　耳轮3区,主治尿频、尿急、尿痛、尿潴留。

　　外生殖器　耳轮4区,主治睾丸炎、附睾炎、外阴瘙痒症。

　　肛门　耳轮5区,主治痔疮、肛裂。

　　耳尖前　耳轮6区,主治感冒、痔疮、肛裂。

耳尖　耳轮6、7区交界处,主治发热、高血压、急性结膜炎、麦粒肿、牙痛、失眠。

耳尖后　耳轮7区,主治发热、扁桃体炎、上呼吸道感染。

结节　耳轮8区,主治头晕、头痛、高血压。

轮1　耳轮9区,主治发热、扁桃体炎、上呼吸道感染。

轮2　耳轮10区,主治发热、扁桃体炎、上呼吸道感染。

轮3　耳轮11区,主治发热、扁桃体炎、上呼吸道感染。

轮4　耳轮12区,主治发热、扁桃体炎、上呼吸道感染。

(2)耳舟穴位:将耳舟分为6等份,自上而下依次为耳舟1区、2区、3区、4区、5区、6区。

指　耳舟1区,主治甲沟炎、手指麻木和疼痛。

腕　耳舟2区,主治腕部疼痛。

风溪　耳舟1、2区交界处,主治荨麻疹、皮肤瘙痒症、过敏性鼻炎。

肘　耳舟3区,主治肱骨外上髁炎、肘部疼痛。

肩　耳舟4、5区,主治肩关节周围炎、肩部疼痛。

锁骨　耳舟6区,主治肩关节周围炎。

(3)对耳轮穴位:将对耳轮分为13个区。对耳轮上脚分为上、中、下3等份,下1/3为对耳轮5区,中1/3为对耳轮4区;再将上1/3分为上、下2等份,下1/2为对耳轮 3 区,再将上 1/2 分为前后 2 等份,后 1/2 为对耳轮 2 区,前 1/2 为对耳轮 1 区。对耳轮下脚分为前、中、后 3 等份,中、前 2/3 为对耳轮 6 区,后 1/3 为对耳轮 7 区。将对耳轮体从对耳轮上、下脚分叉处至轮屏切迹分为 5 等份,再沿对耳轮耳甲缘将对耳轮体分为前 1/4 和后 3/4 两部分,前上 2/5 为对耳轮 8 区,后上 2/5 为对耳轮 9 区,前中 2/5 为对耳轮 10 区,后中 2/5 为对耳轮 11 区,前下 1/5 为对耳轮 12 区,后下 1/5 为对耳轮 13 区。

跟　对耳轮 1 区,主治足跟痛。

趾　对耳轮 2 区,主治甲沟炎、趾部疼痛。

踝　对耳轮 3 区,主治踝关节扭伤。

膝　对耳轮 4 区,主治膝关节疼痛、坐骨神经痛。

髋　对耳轮 5 区,主治髋关节疼痛、坐骨神经痛、腰骶部疼痛。

坐骨神经　对耳轮 6 区,主治坐骨神经痛、下肢瘫痪。

交感　对耳轮 6 区前端,主治胃肠痉挛、心绞痛、胆绞痛、输尿管结石、自主神经功能紊乱。

臀　对耳轮 7 区,主治坐骨神经痛、臀筋膜炎。

腹　对耳轮 8 区,主治腹痛、腹胀、腹泻、急性腰扭伤、痛经、产后宫缩痛。

腰骶椎　对耳轮 9 区,主治腰骶部疼痛。

胸　对耳轮 10 区,主治胸胁疼痛、肋间神经痛、胸闷、乳腺炎。

胸椎　对耳轮 11 区,主治胸痛、经前乳房胀痛、乳腺炎、产后泌乳不足。

颈　对耳轮 12 区,主治落枕、颈椎疼痛。

颈椎　对耳轮 13 区,主治落枕、颈椎综合征。

(4)三角窝穴位:将三角窝由耳轮内缘至对耳轮上、下脚分叉处分为前、中、后 3 等份,中 1/3 为三角窝 3 区;再将前 1/3 分为上、中、下 3 等份,上 1/3 为三角窝 1 区,中、下 2/3 为三角窝 2 区;再将后 1/3 分为上、下 2 等份,上 1/2 为三角窝 4 区,下 1/2 为三角窝 5 区。

角窝上　三角窝 1 区,主治高血压。

内生殖器　三角窝 2 区,主治痛经、月经不调、白带过多、功能性子宫出血、阳痿、遗精、早泄。

角窝中　三角窝 3 区,主治哮喘。

神门　三角窝 4 区,主治失眠、多梦、戒断综合征、癫痫、高血压、神经衰弱。

盆腔　三角窝 5 区,主治盆腔炎、附件炎。

(5)耳屏穴位:将耳屏分为 4 个区。耳屏外侧面分为上、下 2 等份,上部为耳屏 1 区,下部为耳屏 2 区。将耳屏内侧面分为上、下 2 等份,上部为耳屏 3 区,下部为耳屏 4 区。

上屏　耳屏 1 区,主治咽炎、鼻炎。

下屏　耳屏 2 区,主治鼻炎、鼻塞。

外耳　耳屏 1 区上缘处,主治外耳道炎、中耳炎、耳鸣。

屏尖　耳屏 1 区后缘处,主治发热、牙痛、斜视。

外鼻　耳屏 1、2 区之间,主治鼻前庭炎、鼻炎。

肾上腺　耳屏 2 区后缘处,主治低血压、风湿性关节炎、腮腺炎、链霉素中毒、眩晕、休克。

咽喉　耳屏 3 区,主治声音嘶哑、咽炎、扁桃体炎、失语、哮喘。

内鼻　耳屏 4 区,主治鼻炎、上颌窦炎、鼻衄。

屏间前　耳屏 2 区下缘处,主治咽炎、口腔炎。

(6)对屏尖穴位:将对耳屏分为 4 个区。由对屏尖及对屏尖至轮屏切迹连线中点,分别向耳垂上线作 2 条垂线,将对耳屏外侧面及其后部分为前、中、后 3 个区,前为对耳屏 1 区,中为对耳屏 2 区,后为对耳屏 3 区。对耳屏内侧面为对耳屏 4 区。

额　对耳屏 1 区,主治前额痛、头晕、失眠、多梦。

屏间后　对耳屏 1 区下缘处,主治额窦炎。

颞　对耳屏 2 区,主治偏头痛、头晕。

枕　对耳屏 3 区,主治头晕、头痛、癫痫、哮喘、神经衰弱。

皮质下　对耳屏 4 区,主治痛症、间日疟、神经衰弱、假性近视、失眠。

对屏尖　对耳屏 1、2、4 区交点处,主治哮喘、腮腺炎、睾丸炎、附睾炎、神经性皮炎。

缘中　对耳屏 2、3、4 区交点处,主治遗尿、内耳眩晕症、尿崩症、功能性子宫出血。

脑干　对耳屏 3、4 区之间,主治眩晕、后头痛、假性近视。

(7)耳甲穴位:将耳甲用标志点、线分为 18 个区。在耳轮内缘上,设耳轮脚切迹至对耳轮下脚间中、上 1/3 交界处为 A 点;在耳甲内,由耳轮脚消失处向后作一水平线与对耳轮耳甲缘相交,设交点为 D 点;设耳轮脚消失处至 D 点连线的中、后 1/3 交界处为 B 点;设外耳道口后缘上 1/4 与下 3/4 交界处为 C 点;从 A 点向 B 点作一条与对耳轮耳甲艇缘弧度大体相仿的曲线;从 B 点向 C 点作一条与耳轮脚下缘弧度大体相仿的曲线。将 BC 线前段与耳轮脚下缘间分成 3 等份,前 1/3 为耳甲 1 区,中 1/3 为耳甲 2 区,后 1/3 为耳甲 3 区。ABC 线前方,耳轮脚消失处为耳甲 4 区。将 AB 线前段与耳轮脚上缘及部分耳轮内缘分成 3 等份,后 1/3 为 5 区,中 1/3 为 6 区,前 1/3 为 7 区。将对耳轮下脚下缘前、中 1/3 交界处与 A 点连线,该线前方的耳甲艇部为耳甲 8 区。将 AB 线前段与对耳轮下脚下缘间耳甲 8 区以后的部分,分为前、后 2 等份,前 1/2 为耳甲 9 区、后 1/2 为耳甲 10 区。在 AB 线后段上方的耳甲艇部,将耳甲 10 区后缘与 BD 线之间分成上、下 2 等份,上 1/2 为耳甲 11 区,下 1/2 为耳甲 12 区。由轮屏切迹至 B 点作连线,该线后方、BD 线下方的耳甲腔部为耳甲 13 区。以耳甲腔中央为圆心,圆心与 BC 线间距离的 1/2 为半径作圆,该圆形区域为耳甲 15 区。过 15 区最高点及最低点分别向外耳门后壁作两条切线,切线间为耳甲 16 区。15、16 区周围为耳甲 14 区。将外耳门的最低点与对耳屏耳甲缘中点相连,再将该线以下的耳甲腔部分为上、下 2 等份,上 1/2 为耳甲 17 区,下 1/2 为耳甲 18 区。

口　耳甲 1 区,主治面瘫、口腔炎、胆囊炎、胆石症、戒断综合征、牙周炎、舌炎。

食道　耳甲 2 区,主治食管炎、食管痉挛。

贲门　耳甲 3 区,主治贲门痉挛、神经性呕吐。

胃　耳甲 4 区,主治胃痉挛、胃炎、胃溃疡、失眠、牙痛、消化不良、恶心呕吐、前额痛。

十二指肠　耳甲 5 区,主治十二指肠溃疡、胆囊炎、胆石症、幽门痉挛、腹胀、腹泻、腹痛。

小肠　耳甲 6 区,主治消化不良、腹痛、腹胀、心动过速。

大肠　耳甲 7 区,主治腹泻、便秘、咳嗽、牙痛、痤疮。

阑尾　耳甲 6、7 区交界处,主治单纯性阑尾炎、腹泻。

艇角　耳甲 8 区,主治前列腺炎、尿道炎。

膀胱　耳甲 9 区,主治膀胱炎、遗尿、尿潴留、腰痛、坐骨神经痛、后头痛。

肾　耳甲 10 区,主治腰痛、耳鸣、神经衰弱、肾盂肾炎、遗尿、哮喘、月经不调、阳痿、遗精、早泄。

输尿管　耳甲 9、10 区交界处,主治输尿管结石绞痛。

胰胆　耳甲 11 区,主治胆囊炎、胆石症、胆道蛔虫症、偏头痛、带状疱疹、中耳炎、耳鸣、急性胰腺炎。

肝　耳甲 12 区,主治胁痛、眩晕、经前期紧张综合征、月经不调、绝经前后诸证、高血压、假性近视、单纯性青光眼。

艇中　耳甲 6、10 区交界处,主治腹痛、腹胀、胆道蛔虫症。

脾　耳甲 13 区,主治腹胀、腹泻、便秘、食欲不振、功能性子宫出血、白带过多、内耳眩晕症。

心　耳甲 15 区,主治心动过速、心律不齐、心绞痛、无脉症、神经衰弱、癔病、口舌生疮。

气管　耳甲 16 区,主治哮喘、支气管炎。

肺　耳甲 14 区,主治咳嗽、胸闷、声音嘶哑、皮肤瘙痒症、荨麻疹、便秘、戒断综合征。

三焦　耳甲 17 区,主治便秘、腹胀、上肢外侧疼痛。

内分泌　耳甲 18 区,主治痛经、月经不调、绝经前后诸证、痤疮、间日疟、甲状腺功能减退或亢进症。

(8)耳垂穴位:将耳垂分为 9 个区。在耳垂上线至耳垂下缘最低点之间划两条等距离平行线,于上平行线上引两条垂直等分线,将耳垂分为 9 个区,上部由前到后依次为耳垂 1 区、2 区、3 区;中部由前到后依次为耳垂 4 区、5 区、6 区;下部由前到后依次为耳垂 7 区、8 区、9 区。

牙　耳垂 1 区,主治牙痛、牙周炎、低血压。

舌　耳垂 2 区,主治舌炎、口腔炎。

颌　耳垂 3 区,主治牙痛、颞颌关节功能紊乱症。

垂前　耳垂 4 区,主治神经衰弱、牙痛。

眼　耳垂 5 区,主治急性结膜炎、电光性眼炎、麦粒肿、假性近视。

内耳　耳垂 6 区,主治内耳性眩晕症、耳鸣、听力减退、中耳炎。

面颊　耳垂5、6区交界处,主治周围性面瘫、三叉神经痛、痤疮、扁平疣、面肌痉挛、腮腺炎。

扁桃体　耳垂7、8、9区,主治扁桃体炎、咽炎。

(9)耳背穴位:将耳背分为5个区。分别过对耳轮上、下脚分叉处耳背对应点和轮屏切迹耳背对应点作两条水平线,将耳背分为上、中、下3部,上部为耳背1区,下部为耳背5区;再将中部分为内、中、外3等份,内1/3为耳背2区,中1/3为耳背3区,外1/3为耳背4区。

耳背心　耳背1区,主治心悸、失眠、多梦。

耳背肺　耳背2区,主治哮喘、皮肤瘙痒症。

耳背脾　耳背3区,主治胃痛、消化不良、食欲不振。

耳背肝　耳背4区,主治胆囊炎、胆石症、胁痛。

耳背肾　耳背5区,主治头晕、头痛、神经衰弱。

耳背沟　对耳轮沟和对耳轮上、下脚沟处,主治高血压、皮肤瘙痒症。

(10)耳根穴位:

上耳根　在耳廓与头部相连的最上处,主治鼻衄。

耳迷根　在耳轮脚沟的耳根处,主治胆囊炎、胆石症、胆道蛔虫症、鼻塞、心动过速、腹痛、腹泻。

下耳根　在耳廓与头部相连的最下处,主治低血压、下肢瘫痪、小儿麻痹后遗症。

4.探查方法　人体有病时,往往会在耳廓相应的区域出现反应,如胃病时在胃穴区、肺病时在肺穴区可见反应点。这些反应点可用于辅助诊断和治疗。常用探查方法如下。

（1）望诊法：用肉眼或放大镜在自然光线下，直接观察耳廓皮肤有无变色、变形等征象，如脱屑、丘疹、水疱、充血、硬结、色素沉着以及血管的形状、颜色的变异等。

（2）压痛法：用弹簧探棒或火柴棒等在与疾病相应的耳穴区由周围向中心均匀探压。当压迫到痛点时，患者会出现皱眉、眨眼、呼痛、躲闪等反应。

（3）电测法：用耳穴电子探测仪器，测定耳穴皮肤电阻、电位、电容等变化，如电阻降低，导电量增加，形成良导点，可供诊断参考。

临床应用时，应将各种方法有机结合，且排除假阳性，才能全面了解反应点的位置与变化，为疾病的诊治提供依据。

5. 选穴原则 临床常用的处方选穴原则如下。

（1）按相应部位选穴：如胃病选胃，目病选眼，膝关节痛选膝等。

（2）按中医辨证选穴：根据脏腑理论，按各脏腑的生理功能和病理反应进行辨证取穴，如眼疾选肝，耳疾选肾，皮肤疾病选肺等；根据十二经脉循行和其病候选取耳穴，如牙痛取大肠，坐骨神经痛取膀胱等。

（3）按西医理论选穴：如月经不调选内分泌，炎症性疾病选肾上腺，神经系统疾病选脑干、脑点等。

（4）根据临床经验选穴：如神门是止痛、镇静的要穴，枕是止晕要穴，耳尖放血可用于退热、降压、镇静、抗过敏等。

(二)步骤

根据病情选择 1~2 组耳穴,进行耳穴探查,找出阳性反应点,并结合病情,确定主辅穴位,每次可选 5~7 穴。将材料清洗消毒后粘在 0.6 cm×0.6 cm 大小的胶布中央(一般选用医用脱敏胶布)(图 8-1-4),医者一手固定耳廓,另一手将其贴敷于穴位上,并适度按揉,使耳廓有发热、肿痛感(图 8-1-5)。嘱患者每日定时按揉 3~5 次。夏季易出汗,一般隔 1 天换 1 次,冬季一般隔 3 天换 1 次,两耳交替贴用。

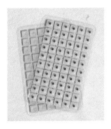

图 8-1-4　王不留行耳穴贴

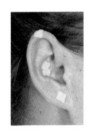

图 8-1-5　耳穴压豆

三、注意事项和禁忌

(1)严格消毒,防止感染。

(2)耳穴局部有湿疹、溃疡、冻疮时,该耳穴禁用耳针。

(3)有习惯性流产史的孕妇禁用耳针;妊娠期间慎用耳针。

(4)紧张、疲劳、虚弱患者宜取卧位针刺以防晕针。

第二节　电针技术

一、概要

电针是在毫针针刺得气后,应用电针治疗仪输出脉冲电流,通过毫针作用于人体一定部位以防治疾病的一种针刺方法(图 8-2-1)。

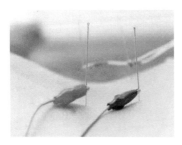

图 8-2-1　电针

二、操作

(一)准备工作

1. 电针治疗仪(图 8-2-2)　检查电源开关,使用干电池的主机要备好电池,并确保电量充足;检查输出电极线,并保证导电性能良好,确保电针治疗仪正常工作。

2. 穴位选择　根据病症选取适当的穴位或治疗部位,并按电流回路要求,选穴宜成对,以 1~3 对(2~6 个穴位)为宜。当选择单个穴位进行治疗时,应使用无关电极。

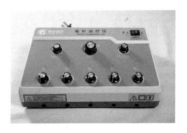

图 8-2-2 电针治疗仪

3.其他 参考毫针技术。

(二)步骤

1.开机前检查 检查电针治疗仪各输出旋钮或按键并调整到"零"位。

2.针刺 选取穴位,按毫针进针和行针方法完成针刺操作,具体参考毫针技术。

3.输出连接 将电极线插头端插入相应的主机输出插孔,电极线输出端两极分别连接于毫针针柄或针体,单穴治疗时,电极线输出端一极接穴位,另一极接无关电极。应确保连接牢靠、导电良好。

4.开机 在确保供电之后打开电针治疗仪电源开关。

5.选择波形 先根据患者病情选择合适的波形,即连续波、疏密波、断续波三种(详细参考波形简介)。

6.调节输出强度 调节对应输出旋钮或按键,缓慢增加输出强度并时刻与患者沟通强度是否合适,根据患者的感受情况加减,以患者可耐受为度。

7.术中调整 有必要在电针治疗过程中对波形、频率进行调整,应首先调节输出强度至最小,然后再变换波形和频率。

8.关机 电针治疗完成后,应首先缓慢调节输出旋钮或按键,使输出强度置于"零"位,关闭电针治疗仪电源开关,然后从针柄上取下电极线接头。

(三) 波形简介

1.连续波 多数脉冲电针治疗仪输出的连续波的频率为1~100 Hz。一般频率低于30 Hz的连续波称为疏波;频率高于30 Hz的连续波称为密波。

(1)疏波 可引起肌肉收缩,产生较强的震颤感,提高肌肉韧带的张力,调节血管的舒缩功能,改善血液循环,促进神经肌肉功能的恢复,对神经肌肉瘫痪性疾病有良好的效果。

(2)密波 震颤感弱,作用于体表某些疼痛区时可有某些即时止痛效果,但易出现适应性反应,时间过久则止痛效果较差。密波常用于手术切口旁,根据神经绝对不应期的特性,频率高于1000 Hz的电脉冲输入手术切口周围,可干扰疼痛刺激向中枢的传递,起到较好的局部止痛效果,故对切皮止痛效果较好。

2.疏密波 疏密波是疏波和密波轮流输出的组合波。疏、密波交替持续的时间各约1.5 s,对组织不易出现适应性反应,因此常用于针刺麻醉。疏、密波交替出现的电流能引起肌肉有节奏的舒缩,加强血液循环和淋巴循环,调节组织的营养代谢,对一些软组织损伤、腰背筋膜劳损,以及一些神经肌肉麻痹等疾病有一定的疗效。

3.断续波 有节律的时断时续的组合波,即将连续波经过矩形脉冲调制后得到的脉冲波序列。

交替输出的这种脉冲电流对人体有强烈的震颤感,对神经肌肉的兴奋较连续波和疏密波的作用更强,对脑血管意外、乙型脑炎、小儿麻痹症等疾病的后遗症和一些周围神经病变引起的肌肉萎缩性疾病有较好的效果。

三、异常情况处理

参见毫针技术。

四、注意事项和禁忌

(1)在首次使用电针治疗仪前应仔细阅读产品使用说明书,掌握电针治疗仪的性能、参数、使用方法、注意事项及禁忌证等内容。

(2)靠近延脑、脊髓等部位使用电针时,电流量宜小,并注意电流的回路不要横跨中枢神经系统,刺激不可过强。

(3)禁止电流直接流过心脏,如不允许左右上肢的两个穴位同时接受一路输出治疗。

(4)电针治疗过程中患者出现晕针现象时,应立即停止电针治疗,关闭电源,按毫针晕针的处理方法处理。

(5)电针治疗过程中应严格确保每组输出电流回路通畅,不允许电针治疗仪输出端与电极线、电极线与毫针之间产生任何接触不良现象。

(6)使用毫针的注意事项,同样适用于电针治疗。

（7）电针治疗仪的日常保养和维护规则参考产品使用说明书。

（8）皮肤破损处、肿瘤局部、孕妇腹部、心脏附近、安装心脏起搏器者、颈动脉窦附近禁忌电针。

第三节　刮痧技术

一、概要

刮痧是以中医脏腑经络学说为理论指导，应用手或光滑的硬物器具，配以能够起到润滑和治疗作用的介质，在人体表面特定部位反复进行刮、按、点、揉等物理刺激，使皮肤表面出现瘀血点、瘀血斑或点状出血，从而达到治疗和预防疾病目的的一种疗法。一般刮出的"痧疹"称为痧。

二、操作

（一）刮痧工具

历朝历代的刮痧器具都丰富多样，随着生产生活条件的改变而逐渐发展。古代常用的有石器、陶器、苎麻、八棱麻、棉纱线、汤匙、铜钱、纽扣等，现代物质条件丰富，常用的刮痧器具如下。

1. 刮痧板　刮痧板的材质有很多，比如水牛角（图8-3-1）、玉石（图8-3-2）、有机玻璃、塑料都可以制作成刮痧板。无论哪种材质，只要能达到表面光滑，持久耐用，都能用于制作刮痧板。刮痧板是刮痧的主要工具。刮痧板一般为长方形,边缘光滑,四角钝圆。

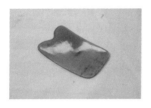
图 8-3-1　水牛角刮痧板

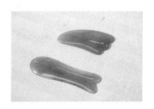
图 8-3-2　玉石刮痧板

2. 瓷勺　由于勺底边缘光滑、便于抓握,很适合家庭刮痧。

3. 小瓷碗　小瓷碗是家居必备之品,碗边光滑圆润,在没有刮痧板的情况下是很好的选择之一。

4. 硬币或铜钱　选取表面光滑的硬币或铜钱,经过消毒处理后可以用于刮痧。

5. 嫩竹板　将成人手指长宽大小的嫩竹板削平,打磨光滑后可以用于刮痧。

(二) 刮痧介质

刮痧介质最主要的作用是减少刮痧的阻力,从而避免对皮肤造成损害,有些介质还能起到治疗作用,增强刮痧的疗效。常用的刮痧介质如下。

1. 刮痧油　一般由具有芳香气味的挥发油和植物油经过提炼加工而成,有的厂家加入中药成分制作成不同功效的刮痧油,能够增强治疗作用。

2. 凡士林　一种无色无味的油状液体,是十分常用的刮痧介质。

3. 植物油　如芝麻油、菜油、橄榄油、花生油、橄榄油等都可以作为刮痧介质。

4. 水　温开水或凉水都可以作为刮痧介质,是最简单方便的刮痧介质。

(三)步骤

1. 选择刮痧工具　检查刮痧器具有无裂纹,边缘是否光滑,边角是否钝圆,厚薄是否适中,并消毒刮痧器具以免感染。

2. 选择合适体位　根据所需刮拭的部位,选择适合暴露皮肤且患者自感舒适的体位。

3. 消除紧张心理　向患者讲述刮痧过程,消除抵触情绪,缓解紧张心理。

4. 涂适量刮痧介质　在需要的刮痧部位上均匀涂上刮痧介质,用量宜适中。用量过少时会刮伤皮肤;用量过多时多余液体溢出会污染衣物。

5. 基本手法　根据刮拭的力量与速度,刮痧的基本手法可分为以下 4 种。

(1)轻刮法:刮痧时,刮痧板约成 45°角接触皮肤,移动速度较慢,下压刮拭力量轻。多用于妇女、儿童、年老体弱者,以及面部保健刮拭。

(2)重刮法:刮痧时,刮痧板约成 75°角接触皮肤,移动速度较快,下压刮拭力量重(以患者能够承受为度)。多用于体质强健者,或脊柱两侧、下肢等肌肉较为丰满部位的刮拭。

（3）慢刮法：每分钟刮拭次数不足 30 次。其中,用力重刮多用于体质强壮者,主要刮拭腹部、关节部位和一些疼痛明显的部位；用力轻者,多用于体质虚弱者及面部保健,主要刮拭背腰正中、胸部、下肢内侧等部位。

（4）快刮法：每分钟刮拭次数在 30 次以上。其中,用力重刮,多用于体质强壮之人,主要刮拭背部、下肢以及一些疼痛明显的部位；用力轻者,多用于体质虚弱者或整体保健,主要刮拭背腰正中、胸部、下肢内侧等部位。

6. 操作方法　右手持刮痧工具,灵活运用腕力、臂力,用力均匀,力度由轻到重,以患者能够承受为度。一般按先头面后手足、先腰背后胸腹、先上肢后下肢的顺序,逐步操作。一般按由上而下、由内而外单方向刮拭,并尽可能拉长距离(图 8-3-3)。

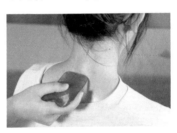

图 8-3-3　刮痧法

根据患者体质和刮拭部位,选择不同的刮拭力量。小儿、年老体弱者,以及面部刮拭,用力宜轻；体质强健者,或脊柱两侧、下肢等肌肉较为丰满部位的刮拭,用力宜重。

刮痧板用力均匀,按压的力量要深透到深层组织,刮拭面尽量拉长,皮下出现轻微紫红或紫黑色痧点、痧痕即可。一般每个部位刮 3~5 min,最长不超过 20 min。2 次刮痧间隔 3~5 天,痧退后再进行下一次刮拭。出痧后 1~2 天,皮肤可能轻度疼痛、发痒,属正常现象。

三、注意事项

(1)刮痧需暴露皮肤,且刮痧后皮肤毛孔开泄,故刮痧时要选择一个避风和保暖的场所。夏季刮痧时,应避免风扇、空调直接吹向刮拭部位。

(2)刮拭前需仔细检查刮痧工具,以免刮伤皮肤。要严格消毒刮痧部位和工具,防止感染。

(3)刮拭手法要用力均匀,以患者能忍受为度,达到出痧为止。但不可一味追求出痧而用重手法或延长刮拭时间。对于婴幼儿及老年人,刮拭手法用力宜轻。

(4)刮拭过程中,要关注患者感受。如患者感到精神疲惫、头晕目眩、面色苍白、恶心欲吐,甚至出冷汗、心慌、四肢发凉或血压下降、神志昏迷等,应立即停止刮拭。嘱患者放松、平卧,并注意保暖,饮温水或糖水,或用刮痧板点按患者百会、人中、内关、足三里、涌泉等穴。如不缓解,可针刺水沟、素髎等穴。若仍不缓解,可考虑其他急救措施。

(5)刮痧治疗后,可让患者饮适量温水,不宜即刻食用生冷食物,一般约 3 h 后方可洗浴。

（6）年老体弱、大饥、大劳和对刮痧恐惧者，慎用本法。

四、禁忌

刮痧疗法虽然作用相对广泛，很少有不良反应和副作用，但是任何一种疗法都具有局限性，所以也必然存在一些禁忌证，刮痧时需要注意。

（1）局部有疖肿、痈疮、瘢痕、溃烂、传染性皮肤病等。

（2）新发生的骨折部位、静脉曲张、皮下不明原因的包块及未合的小儿囟门等处。

（3）妊娠妇女的腹部、妇女经期下腹部。

（4）大血管显现处。

（5）急性传染病、心力衰竭、肾功能衰竭者及肝硬化腹水者的腹部，全身重度浮肿等危重病证。

（6）有出血倾向的疾病，如血小板减少性紫癜、白血病等。

（7）醉酒、过饱、过饥、过渴、过度疲劳者。

（8）低血糖、糖尿病患者不宜刮痧。

（9）对刮痧抵触、恐惧或者过敏者，不宜刮痧。

下册
中医适宜技术应用篇

第九章　临床常见病症

第一节　中风

中风是指以突然昏倒、不省人事,伴口角㖞斜、语言不利、半身不遂,或不经昏仆仅以口角㖞斜、半身不遂为主要表现的疾病。

中风的发生常与饮食不节、情志内伤、思虑过度、年老体衰等因素有关。本病病位在脑,与心、肾、肝、脾关系密切。本病病机复杂,基本病机是气血逆乱,上犯于脑,窍闭神匿,神不导气。急性期以风、火、痰、瘀等标实证候为主;恢复期及后遗症期则表现为虚实夹杂或本虚之证,气虚、阴虚证候逐渐明显。本节仅介绍中风恢复期及后遗症期辨证以及中医适宜技术应用。

【诊断要点】半身不遂,舌强语謇,口角㖞斜而无意识障碍。

【主要分型】

(1)风痰阻络:兼见肢体麻木或手足拘急,头晕目眩。苔白腻,脉弦滑。

(2)风阳上扰:兼见面红目赤,眩晕头痛,心烦易怒,口苦咽干,尿黄,便秘。舌红或绛,苔黄或燥,脉弦有力。

(3)痰热腑实:兼见口黏痰多,腹胀便秘。舌红,苔黄腻或灰黑,脉弦滑大。

（4）气虚络瘀：兼见肢体软弱，偏身麻木，手足肿胀，面色淡白，气短乏力，心悸自汗。舌暗，苔白腻，脉细涩。

（5）阴虚风动：兼见肢体麻木，心烦失眠，眩晕耳鸣，手足拘挛或蠕动。舌红，苔少，脉细数。

一、毫针

（一）醒脑开窍针法处方

1. 主方 I（大醒脑） 双侧内关、水沟、患侧三阴交。

2. 主方 II（小醒脑） 印堂、上星、百会、双侧内关、患侧三阴交。

3. 辅穴 极泉、尺泽、委中。

4. 配穴

（1）吞咽障碍：风池、翳风、完骨。

（2）手指握固：合谷透三间、八邪。

（3）语言不利：上廉泉、金津、玉液放血。

（4）眼肌运动障碍：睛明、球后、承泣。

（5）听力障碍：耳门、听宫、听会。

（6）足内翻：丘墟透照海。

（7）足下垂：解溪、商丘、中封。

（8）血管性痴呆：百会、四神聪、四白、太冲。

（9）癫痫：大陵、鸠尾。

（10）呼吸衰竭：足三里、气舍。

（11）小便失控：关元、气海、中极。

（12）肌肉萎缩：萎缩肌群排刺。

（13）肩关节周围炎：肩髃、肩内陵、肩外陵、痛点刺络拔罐。

（14）便秘：丰隆、天枢、水道、归来、外水道、外归来。

（二）操作

1. 主穴

（1）先刺双侧内关，直刺 0.5～1.0 寸，采用提插捻转结合的泻法，施手法 1 min。

（2）继刺水沟，向鼻中隔方向斜刺 0.3～0.5 寸，采用雀啄手法（泻法），以患者眼球湿润或流泪为度。

（3）刺三阴交，沿胫骨内侧缘与皮肤成45°角斜刺，进针 0.5～1.0 寸，采用提插补法，使针感到足趾，以患肢抽动 3 次为度。

（4）印堂：刺入皮下后使针直立，采用轻雀啄手法（泻法），以患者眼球湿润或流泪为度。

（5）再刺百会，向后平刺 0.5 寸，施以小幅度捻转补法。

（6）上星：以 3 寸毫针沿皮刺透向百会，施以小幅度捻转补法。

2. 辅穴

（1）极泉：原穴沿经下移 1 寸的心经上取穴，避开腋毛，医者用手固定患肢肘关节，使其外展，直刺 0.5～0.8 寸，施提插泻法，患者有手麻胀并抽动的感觉，以患肢抽动 3 次为度。

（2）尺泽：取穴应屈肘为内角 120°，医者用手托住患肢腕关节,直刺进针 0.5~0.8 寸,施提插泻法,使针感从肘关节传到手指或使手自动外旋,以患侧前臂及手抽动 3 次为度。

(3)委中:患者仰卧,抬起患肢,医者取穴。医者用左手握住患肢踝关节,以肘关节顶住患肢膝关节,刺入穴位后,针尖向外 15°,进针 1.0~1.5 寸,施提插泻法,以患肢抽动 3 次为度。

3. 配穴

(1)合谷:直刺 1~1.5 寸,刺向三间处,施提插泻法,以患侧食指伸直为度。

(2)风池、翳风、完骨:针向喉结,进针 50~60 mm,施以小幅度高频率捻转补法,每穴施术 1 min。

(3)上廉泉:针向舌根 15~30 mm,施提插泻法。

(4)金津、玉液:用三棱针点刺放血,出血 1~2 mL。

(5)丘墟透照海:进针 40~50 mm,以局部酸胀为度。

(6)八邪:直刺 0.5~1 寸,施提插泻法,以患侧手指抽动为度。

(三) 注意

(1)首次应用此法时,无论有无神志改变,均需应用主方 I(大醒脑),根据病情,3~7 天后或病情稳定时可更换为主方 II(小醒脑)。两主方也可交替使用。

(2)要求患者肢体抽动的次数:肌力在 0~3 级时可抽动 3 次,3 级以上可适当减少抽动次数。

(3)注意针刺顺序,先针刺内关,后针刺水沟或百会、印堂和上星。

二、腹针

1. 主穴　中脘、下脘、气海、关元(引气归元)、滑肉门(患)、上风湿点(患)、外陵(患)、下风湿点(患)。

2. 配穴

(1)头痛、头晕:阴都(患)、商曲(双)。

(2)语言不利:中脘。

(3)面瘫:阴都(患)、商曲(健)。

(4)肩痛:商曲(健)、滑肉门三角(患)。

(5)手功能障碍:上风湿点(患)、上风湿外点(患)。

(6)下肢无力:大巨(患)、气旁(健)。

(7)足内翻:下风湿点(患)、气旁(健)。

(8)踝关节不利:下风湿下点(患)、大巨(患)。

(9)上半身功能障碍较重:滑肉门(健)。

(10)下半身功能障碍较重:大横(健)。

(11)病程较久:气穴(双)。

3. 操作　中风后遗症期的腹针治疗见图9-1-1。

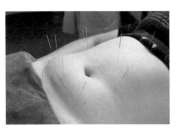

图 9-1-1　腹针(中风后遗症期)

三、头针

1.主穴 对侧顶颞前斜线、顶颞后斜线、顶旁 1 线、顶旁 2 线。

2.操作 常规针刺。留针期间可嘱患者主动或被动活动患侧肢体。每日针刺 1 次,10 次为 1 个疗程。

视频(头皮针用于中风后遗症期)

视频(醒脑开窍针法)

四、眼针

1.取穴

(1)肝阳上亢:肝胆区、肾膀胱区、上焦区、下焦区,亦可配太冲、阳陵泉、合谷及患肢局部穴位。

(2)风痰阻络:脾胃区、肝胆区、上焦区、下焦区,亦可配脾俞、太冲、丰隆及患肢局部穴位。

(3)痰热腑实:脾胃区、上焦区、下焦区,亦可配内庭、合谷、丰隆及患肢局部穴位。

(4)气虚血瘀:心小肠区、脾胃区、上焦区、下焦区,亦可配气海、足三里、脾俞及患肢局部穴位。

2.操作 详见上册第一章第四节眼针技术。

五、穴位注射

1.取穴 曲池、手三里、足三里、阳陵泉、三阴交。

2. 药物　丹参注射液、川芎嗪注射液、维生素 B_1 注射液、维生素 B_{12} 注射液等。

3. 操作　每次选 2~4 穴,每穴注射 1~2 mL,隔日 1 次。

六、穴位贴敷

1. 取穴　肩髃、曲池、手三里、外关、足三里、风市、阳陵泉、丰隆、涌泉。

2. 药物　黄芪50 g,红花、桃仁、牛膝各30 g,穿山甲(鳖甲代)、地龙各9 g。

3. 操作　将上述药物研细末,取适量用白酒调和成膏状。每次取 3~5 穴,外用胶布固定,1 天后更换(图 9-1-2)。

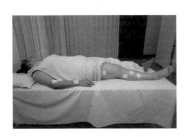

图 9-1-2　穴位贴敷

七、中药熏蒸

1. 药物　黄芪50 g,艾叶、川芎、红花、千年健、牛膝、桂枝、秦艽、荆芥各30 g,制乳香、制没药、鸡血藤、伸筋草、木瓜各 15 g。

2.操作 将上述药物放入无纺纱布包中,加水 3000 mL,煮沸药液,趁热熏洗患侧肢体,每天 1 次,每次 30 min。

八、推拿

(一)上肢

1.取穴 尺泽、曲池、手三里、合谷。

2.手法 㨰法、按法、揉法、拿法、捻法、搓法、摇法。

3.操作

(1)患者取仰卧位。用㨰法自患侧上臂内侧至前臂进行治疗,肘关节及其周围为重点治疗部位。在实施手法的同时,配合患肢外展和肘关节伸屈的被动活动。按、揉尺泽、曲池、手三里、合谷。继之在患肢腕部、手掌和手指用㨰法治疗,同时配合腕关节及指间关节伸屈的被动活动,手指关节可配合捻法。时间约 5 min。

(2)患者取坐位。在患侧肩胛周围及颈项两侧实施㨰法,同时配合患肢向背后回旋上举及肩关节外展内收的被动活动。然后用拿法自肩部拿至腕部,往返 3~4 次,配合活动肩、肘、腕关节。再在肩、肘、腕部实施摇法,最后用搓法自肩部搓至腕部,往返 2~3 次。时间约 3 min。

(二)下肢

1.取穴 天宗、环跳、阳陵泉、委中、承山、风市、伏兔、膝眼、解溪、肝俞、胆俞、膈俞、肾俞。

2. 手法 㨰法、按法、揉法、搓法、拿法。

3. 操作

(1)患者取俯卧位。医者站在患者侧面,先施按法于背部脊柱两侧,自上而下 2~3 次,重点在天宗、肝俞、胆俞、膈俞、肾俞。再在脊柱两侧用㨰法治疗,并向下至臀部、股后部、小腿后部。以腰椎两侧、环跳、委中、承山及跟腱部为重点治疗部位。同时配合腰后伸和患侧髋后伸的被动活动。时间约 5 min。

(2)患者取健侧卧位(患侧在上)。自患侧臀部沿大腿外侧经膝部至小腿外侧用㨰法治疗,以髋关节和膝关节为重点治疗部位。时间约 3 min。

(3)患者取仰卧位。医者站在侧面,用㨰法在患侧下肢,自髂前上棘向下沿大腿前面,向下至踝关节及足背部治疗,重点在伏兔、膝眼、解溪。同时配合髋关节、膝关节、踝关节的被动伸屈活动和整个下肢内旋动作。再用拿法施于患侧下肢,拿委中、承山,以大腿内侧中部及膝部周围为重点治疗。按、揉风市、膝眼、阳陵泉、解溪。最后用搓法施于下肢。时间约 3 min。

(三)头颈

1. 取穴 印堂、睛明、太阳、角孙、风池、风府、肩井。

2. 手法 按法、抹法、扫散法、拿法、揉法。

3. 操作

(1)患者取坐位。医者站于患者前面,用抹法自印堂至太阳往返 4~5 次,同时配合按、揉睛明、太阳。再用扫散法在头侧胆经循行部位自前上方向后下方操作,每侧20~30次,配合按、揉角孙。时间约 2 min。

(2)患者取坐位。医者站于患者后侧面,按、揉颈项两侧,再按风府,拿风池、肩井。

九、雷火灸

1. 取穴　人中、太冲、内关、外关、百会、肝俞、大椎、肩俞、肩髎、风池、合谷、环跳、足三里、曲池、阳陵泉、悬钟。

2. 操作

(1)发病 3 天至 1 周内:用雀啄法灸人中(距离 2 cm,每上下一回为 1 次,8 次/壮,共灸 8 壮,可配合针灸同时治疗)→用小回旋法灸内关、太冲(距离 2 cm,8 次/壮,8壮/穴)。

(2)1 周后:加灸百会、肝俞。小回旋法灸百会(距离皮肤 3~5 cm,8 次/壮,8 壮/穴,头皮发热即可)→小回旋法灸肝俞(距离皮肤 2 cm,8 次/壮,8 壮/穴)。

(3)10 天后:以百会为中心,用螺旋形灸法灸头顶部(距离皮肤 2~3 cm,8 次/壮,灸 10 壮)→螺转形灸法灸双耳部(距离皮肤 3 cm,8 次/壮,灸至耳部发红)→用雀啄法灸耳孔(距离 3 cm,6 次/壮,各灸 6 壮)→用雀啄法灸大椎及患侧的肩俞、风池、合谷、环跳、足三里、太冲(距离皮肤 2 cm,8 次/穴,8 壮/穴)。

(4)半个月后:以百会为中心,用螺旋形灸法灸头顶部(距离皮肤 3 cm,8 次/壮,灸 3~5 min,以头皮发热为度)→用小回旋法灸双耳(距离皮肤 3 cm,8 次/壮,耳前耳后各 6 壮)→用小回旋法灸患侧大椎、肩髃、曲池、外关、合谷、肝俞、环跳、足三里、阳陵泉、悬钟、太冲(距离皮肤 2 cm,8 次/壮,各 6 壮)半个月为 1 个疗程,每疗程后休息 2~3 天。

(5)1 个月后:以百会为中心,用螺旋形灸法灸头顶部(距离皮肤 3 cm,8 次/壮,灸 5~10 min,灸至皮肤与颅内发热为度),其他灸疗的部位与穴位和第 1 个疗程相同。可以一直灸至病情基本痊愈或明显好转为止。

第二节　颈椎病

颈椎病是指颈椎骨质增生、颈项韧带钙化、颈椎间盘萎缩退化等改变,刺激或压迫颈部神经、脊髓、血管而产生的一系列症状和体征的综合征,简称颈椎病。本病发病缓慢,以头枕、颈项、肩背、上肢等部位疼痛以及进行性肢体感觉和运动功能障碍为主症。轻者头晕,头痛,恶心,颈肩疼痛,上肢疼痛、麻木无力;重者可导致瘫痪,甚至危及生命。西医将颈椎病分为 6 型,即颈型、神经根型、椎动脉型、脊髓型、交感神经型和其他型。

颈椎病属中医"眩晕""痹证"等范畴,其发生常与伏案久坐、跌仆损伤、外邪侵袭或年迈体弱、肝肾不足等有关。本病部位在颈部筋骨,与督脉、手足太阳、少阳经脉关系密切。基本病机是筋骨受损,经络气血阻滞不通。

【诊断要点】头枕、颈项、肩背、上肢等部位疼痛以及进行性肢体感觉和运动功能障碍。

【主要分型】

(1)风寒痹阻:久卧湿地或夜寐露肩而致项强脊痛,肩臂酸楚,颈部活动受限,甚则手臂麻木冷痛,遇寒加重。舌淡,苔白,脉弦紧。

(2)劳伤血瘀:多在外伤后出现颈项、肩臂疼痛,手指麻木,劳累后加重,项部僵直或肿胀,活动不利,肩胛冈上下窝及肩峰有压痛。舌质紫暗有瘀点,脉涩。

(3)肝肾亏虚:颈项、肩臂疼痛,四肢麻木乏力,头晕耳鸣,腰膝酸软,遗精,月经不调。舌红,少苔,脉细弱。

【西医分型】

(1)颈型颈椎病:颈部酸胀疼痛,伴有活动受限,僵硬不舒。疼痛可连及肩背部或上臂。

(2)神经根型颈椎病:多数无明显外伤史。大多患者逐渐感到颈部单侧局限性疼痛,颈根部呈电击样向肩、上臂、前臂乃至手指放射疼痛,且有麻木感。疼痛呈酸痛、灼痛或电击样痛,颈部后伸、咳嗽、腹压增加时疼痛可加重。

(3)椎动脉型颈椎病:主要症见单侧颈枕部或枕顶部发作性头痛,视力减弱,耳鸣,听力下降,眩晕,猝倒。

(4)脊髓型颈椎病:缓慢进行性双下肢麻木、发冷、疼痛,走路欠灵、无力,打软腿、易绊倒,不能跨越障碍物。休息时症状缓解,紧张、劳累时加重,时缓时剧,逐步加重。晚期下肢或四肢瘫痪,二便失禁或尿潴留。

(5)交感神经型颈椎病:主要症见头痛或偏头痛,有时伴有恶心、呕吐,颈肩部酸困疼痛,上肢发凉发绀,眼部视物模糊,眼窝胀痛,眼睑无力,瞳孔扩大或缩小,常有耳鸣、听力减退或消失,心律不齐等。

(6)其他型颈椎病:有上述两种或两种以上类型表现者。

一、毫针

1.主穴　颈夹脊、大杼、天柱、颈百劳、后溪、申脉、悬钟。

2.配穴　风寒痹阻配风门、大椎;劳伤血瘀配膈俞、合谷;肝肾亏虚配肝俞、肾俞;上肢疼痛配曲池、合谷;上肢或手指麻木配少海、手三里;头晕、头痛配百会、风池;恶心、呕吐配中脘、内关。

3.操作　毫针泻法或平补平泻法。

二、腹针

1.主穴　中脘、关元、商曲(双)、滑肉门(双)。
2.配穴

(1)神经根型颈椎病:加石关(双),取石关时依颈项部疼痛的部位而变动,如疼痛在两侧项肌的外侧则取穴离腹白线稍远,如疼痛在两侧项肌的内侧则取穴离腹白线略近。

(2)椎动脉型颈椎病:加下脘,取穴时依据骨质增生的部位高低而上下移动,如 C7 增生取下脘,C4~C5 增生取下脘上 5 分,以此类推。

(3)上肢麻木、疼痛:加患侧滑肉门三角,滑肉门三角是以滑肉门为顶点,顺神阙与滑肉门的放射线方向,距滑肉门各 2 分处取两穴,使与滑肉门形成一个小的正三角。

(4)头痛、头晕、记忆力下降:加气穴(双)。

(5)耳鸣、眼花:加气旁(双)。

颈椎病患者的腹针治疗见图 9-2-1。

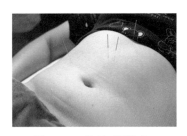

图 9-2-1　腹针(颈椎病)

三、耳穴

1.取穴　颈椎、肩、颈、神门、交感、肾上腺、皮质下、肝、肾。

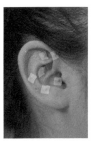

图 9-2-2　耳穴(颈椎病)

2.操作　毫针常规操作,每次选用 3 ~ 4 穴,直刺 0.1 ~ 0.3寸,宜留针 15 ~ 30 min。亦可用耳穴压丸法,用镊子夹取耳穴压丸贴片,贴压在耳穴并适度按揉,嘱患者在三餐前按压埋豆处 3min,每 3 日换药 1 次,并转为对侧耳穴(图 9-2-2)。

四、穴位注射

1. 取穴　大杼、肩中俞、天宗。

2. 药物　1%的盐酸普鲁卡因或维生素 B_1 注射液、维生素 B_{12} 注射液。

3. 操作　每穴注射 0.5~1 mL,隔日 1 次。

五、刺络拔罐

1. 取穴　大椎、哑门、风府、阿是穴。

2. 操作　将三棱针刺入皮下 0.3 寸,用手挤压点刺部位使瘀血流出,量约 2 mL,然后在点刺处拔罐,留罐 5~10 min。

六、穴位贴敷

1. 取穴　大椎、天柱、肩井、阿是穴、风池、外关、合谷。

2. 药物　黄芪、桃仁、红花、川芎、羌活各等份。

3. 操作　上述药物研粉,适量加鲜生姜汁调成膏状,贴敷于穴位上,用敷贴胶布固定,4 h 后取下(图 9-2-3)。

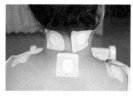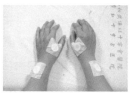

图 9-2-3　穴位贴敷(颈椎病)

七、刮痧

1. 取穴 肩井、风池、足三里、天柱、大椎、肾俞、肝俞、肩中俞、肩外俞、外关、合谷、膈俞。

2. 操作 让患者充分将上述穴位暴露,用温水清洗穴位处皮肤,术者手持小号刮痧板,在对应穴位上涂抹刮痧介质后用刮痧板刮痧,刮痧板保持30°~45°倾斜,用前面1/3位置刮痧,力度适中,从上到下,由内而外,反复刮拭10~20次,以患者皮肤穴位出现红色或暗红点为宜(图8-3-3)。

八、针刀

1. 取穴 阿是穴及颈部条索状或片状或球状结节处。

2. 操作 在选好治疗点及体位后,做局部消毒,确认进针部位,并标记,对于身体大关节部位或操作较复杂的部位可敷无菌洞巾,以防止操作过程中的污染。为减轻局部操作时引起的疼痛,可做局部麻醉,阻断神经痛觉传导。可选用2%利多卡因5 mL左右分别注入每个进针点。然后顺肌纤维或肌腱分布方向做剥离——针刀尖端紧贴着待剥离的组织做进退推进动作(不是上下提插),使横向粘连的组织纤维断离、松解。剥离动作视组织有无粘连而选用,注意各种剥离动作切不可幅度过大,以免划伤重要组织如血管、神经等。每次每穴切割剥离2~5次即可出针,一般治疗1~5次即可治愈,2次相隔5~7天。

九、湿热敷

1. 药物　葛根 50 g,伸筋草 50 g,透骨草 40 g,桂枝 30 g,丹参 20 g,威灵仙 12 g,当归 12 g,赤芍 12 g,五加皮 15 g,五味子 15 g,生山楂 15 g,红花 10 g,羌活 10 g,独活 10 g,防风 10 g,制附子 5 g,花椒 30 g。

2. 操作　将上述药物装入纱布袋内,加水蒸煮 30 min,待温度合适后外敷颈部,每次 30 min。

十、推拿

1. 取穴　风池、太阳、百会、风府、肩井、曲池、合谷、神门、天宗。

2. 操作　患者取坐位,术者位于患者侧后方。在颈项部施以㨰法,并配合小幅度的头颈部被动运动。以一指禅推法或拇指点揉法沿督脉及两旁膀胱经、胆经及肩胛区进行治疗;肌肉紧张时可用拨法放松颈部筋肉。点按风池、太阳、百会、风府、肩井、天宗等穴,每穴 30 s,以产生酸胀感为度。施以颈椎拔伸法,在颈椎拔伸状态下小幅度旋摇颈椎,调整颈椎的微小错移。对于有棘突偏歪、椎间关节紊乱的颈椎节段,可施以颈椎定位旋转扳法。拿捏颈项两旁软组织、肩井,然后顺势从肩井向两侧及肩胛背部施以掌推法。

3. 加减

(1)颈型颈椎病:以松解颈部肌群和调整颈椎小关节为要点。根据症状累及的部位,加相应部位及穴位的一指禅推法、按揉法和拨法。有偏头痛者,以风池、天柱等上颈段穴位和阿是穴为主;有肩背痛者,以肩井、肩外俞等下颈段、项背部穴位和阿是穴为主。

（2）神经根型颈椎病:以调整颈椎小关节、扩大椎间孔、神经根减压为要点,配合上臂放射痛区域的循经推拿。在颈椎拔伸手法的基础上,根据神经根受压节段施以神经根点拨法、颈椎定位扳法及循经推拿。前臂桡侧至拇指放射痛或麻木者,可点拨 C5、C6 横突附近,施以 C5~C6 节段定位扳法,点拨臂臑、手五里、曲池、手三里、合谷;桡侧 3 个半手指放射痛或麻木者,可点拨 C6、C7 横突附近,施以 C6~C7 节段定位扳法,点拨极泉、曲泽、内关、劳宫;尺侧 2 个半手指放射痛或麻木者,可点拨 C7、T1 横突附近,施以 C7~T1 节段定位扳法,点拨极泉、小海、神门。

（3）椎动脉型颈椎病:用一指禅推双侧风池,用鱼际揉前额,用拇指按揉印堂、睛明、太阳,沿足少阳胆经头颞部循行线实施扫散法。

（4）脊髓型颈椎病:脊髓型颈椎病曾被列入手法治疗的禁忌范围,应根据病情及 MRI 检查结果判断是否符合适应证,以局部肌肉放松、缓解症状为主。可采用轻巧的颈椎调整手法,使脊髓逐渐减压,并在上下肢操作,以改善上下肢症状。可点按上肢极泉、曲池、小海、外关、合谷等,下肢环跳、委中、委阳、阳陵泉、足三里、承山、三阴交、太溪等。

（5）交感神经型颈椎病:以消减交感神经敏感性,缓解症状为主,配合放松椎前外侧肌群。以食、中、无名三指按揉胸锁乳突肌后方的颈部肌群。对颈椎关节突关节紊乱者,加颈椎斜扳法、颈椎定位旋转扳法;以头面部症状为主者,按揉放松颈枕部及上颈段,点揉风池,调整相应关节;心胸部不适者,按揉放松颈侧及项背部,点揉天鼎,调整颈胸段椎间关节,并可一指禅推或按揉内关。

十一、艾灸

1. 取穴 颈夹脊、天柱、风池、百会、四神聪。

2. 操作 每日上下午各 1 次,以温和灸的方式进行。用点燃的艾条对准穴位距离皮肤 2~3 cm,每个穴位熏灸约 20 min,使患者自觉局部皮肤温热感,且无灼痛感,至皮肤出现红晕。

十二、雷火灸

1. 取穴 风府、风池、大椎、百会、阿是穴、肩井,患侧肩俞、曲池、合谷、中冲。

2. 操作 患者取坐位。点燃 1~2 支灸条,固定在灸具上。距离皮肤 2~3 cm,首先灸 C1~C7,再灸颈椎横突两侧的颈部,灸至皮肤发红,深部组织发热。灸的时间不少于 10 min,每上下来回灸为 1 次,灸 9 次为 1 壮,每壮之间用手压一下被灸处。用雀啄法灸风池、风府、颈椎压痛处(阿是穴)、大椎、肩井。若疼痛麻木至手,加灸患侧肩俞、曲池、合谷、中冲;若头昏,加灸百会,每雀啄 8 次为 1壮,2 壮之间用手压一下,每穴各灸 8 壮。每天灸 1 次,每10 天为 1 个疗程,可灸 1~2 个疗程。

第三节　腰痛

腰痛又称"腰脊痛",是以腰部疼痛为主症的疾病。腰痛的发生常与感受外邪、跌扑损伤和劳欲过度等因素有关。本病与肾、足太阳膀胱经、督脉等关系密切。基本病机是腰部经络不通,气血痹阻,或肾精亏虚,腰部失于濡养、温煦。

西医学中,腰痛多见于腰部软组织损伤、腰椎病变、椎间盘病变以及部分内脏病变中。

【诊断要点】腰部疼痛。疼痛部位在腰脊正中,病在督脉;疼痛部位在腰脊两侧,病在足太阳膀胱经。发病较急,腰痛明显,痛处拒按者为实证;起病较缓,腰部酸痛,遇劳加重,痛处喜按者为虚证。

【主要分型】

(1)寒湿腰痛:腰部冷痛重坠,遇阴雨寒冷加重。舌淡,苔白滑,脉弦迟。

(2)瘀血腰痛:多有外伤史,腰部刺痛,痛处固定不移。舌质暗或有瘀斑,脉涩。

(3)肾虚腰痛:腰部酸痛隐隐,喜按喜揉,遇劳加重。脉细。

一、毫针

1. 主穴　委中、腰阳关、肾俞、大肠俞、秩边、环跳、承扶、阳陵泉、夹脊、阿是穴。

2.配穴 寒湿腰痛配腰俞;瘀血腰痛配膈俞;肾虚腰痛配命门。

3.操作 患者取俯卧位,用毫针针刺,寒湿、肾气阳虚者加灸法;血瘀者毫针针刺用泻法;肾阴虚者用平补平泻法。

二、腹针

1.主穴 水分、气海、关元。

2.配穴

(1)急性腰椎间盘突出:人中、印堂。

(2)陈旧性腰椎间盘突出:气穴(双)。

(3)以腰痛为主:外陵(双)、气穴(双)、四满(双)。

(4)合并坐骨神经痛:气旁(对侧)、外陵(患)、下风湿点(患)、下风湿下点(患)。

(5)腰背痛(背痛较甚):滑肉门(双、浅刺)、太乙(双)、石关(双)、风湿点(双、浅刺)。

(6)腰背剧痛:商曲(双)、天枢(双)。

(7)腰背痛(腰痛较甚):外陵(双)、金河(双)。

(8)寒湿性:上风湿点(双)、下风湿点(双、浅刺)。

(9)劳损性:商曲(双、浅刺)、四满(双)、气穴(双)。

(10)肾虚性:下风湿点(双、浅刺)、水道(双)。

腰痛患者的腹针治疗见图9-3-1。

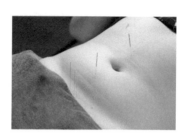

图 9-3-1　腹针(腰痛)

三、浮针

1. 进针点　患者取俯卧位,放松腰背部肌肉,据患者主诉疼痛部位触诊患肌,触及肌肉局部紧张、僵硬,伴有压痛,深触有条索状结节,可判定为肌筋膜触发点。选取距肌筋膜触发点 2~4 cm 处为进针点。

2. 操作　患者取俯卧位,常规消毒后,在进针点处进针,进针方向朝向肌筋膜触发点,确保针尖扫散区域覆盖肌筋膜触发点,针刺于皮下疏松结缔组织,以进针点作为中点,手握针柄,以开扇方式向周围进行扫散,动作轻柔和缓,幅度尽可能大,以患者感觉酸胀或轻微疼痛为宜。抽取针芯,留置软套管并固定,指导患者行小燕飞,6 次/组,行 1~3 组(图 9-3-2)。待处理完问题肌后,抽出软套管,用干棉签按压针口以防止出血或止血,同时检查浮针软套管的完整性,进针口处以输液贴固定按压 2 min。3次/周,每次间隔至少 2 天,共治疗 2 周,共 6 次。

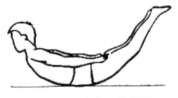

图 9-3-2　小燕飞示意图

四、温针灸

1.取穴　腰阳关、肾俞、大肠俞、环跳、阿是穴。

2.操作　消毒双手,消毒穴位周围皮肤,然后将针具刺入穴位,进行提插、捻转,得气后,将 2～3 cm 长的艾条段插在针柄上,距离患者的皮肤 2～3 cm,点燃前在艾灸的区域放上硬纸片,以防燃烧后产生的灰烬落到患者皮肤上造成烫伤。施以温针灸操作,每根针 1～2 壮,可配合远端穴位针刺治疗。

五、推拿

1.取穴　腰阳关、大肠俞、关元俞、环跳、承扶、委中、承山、阳陵泉、夹脊等穴。

2.操作　患者取俯卧位,医者在患侧腰骶部施以㨰法。以拇指沿腰骶部点拨,重点是腰椎横突端部、髂腰三角、髋部侧方,以放松腰髋部紧张的软组织。点按腰阳关、大肠俞、关元俞,以及坐骨神经路径的环跳、承扶、委中、承山、阳陵泉等穴,以酸胀为度。根据病变节段及患者体型,施以侧卧位腰部斜扳法、坐位腰椎定位旋转扳法,或俯卧位腰部后伸扳腿法,或腰部屈髋屈膝牵拉法,改善突出处与神经根的相对位置,缓解对神经根的压迫。以双掌重叠按揉手法施于腰骶部,再次放松腰骶部软组织。以小鱼际擦法直擦腰部膀胱经、夹脊,横擦腰骶部,以透热为度。

3. 加减

(1)若急性期腰部肌肉紧张,广泛压痛,可采用按揉法、点拨法缓解肌肉紧张,降低椎间盘压力。

(2)若处于缓解恢复期,可施以腰椎整复类手法,并逐渐加强腰背肌和腹肌功能锻炼。

六、穴位注射

1. 取穴 肾俞、大肠俞、阿是穴。

2. 药物 维生素 B_{12} 注射液。

3. 操作 快速将针刺入皮下,提插刺激,得气后回抽无血时方可将药物缓慢推入。每穴 0.5~2 mL。每日 1 次。

七、穴位贴敷

1. 药物 草乌、川乌、乳香、没药、威灵仙、延胡索各等份。

2. 取穴 肾俞、大肠俞、环跳、委中、承山、阿是穴。

3. 操作 上述药物研粉,适量加鲜姜汁调成膏状,贴敷于穴位上,用敷贴胶布固定,4 h 后取下。

八、雷火灸

1. 灸疗部位　腰椎及腰骶椎部位,患侧臀部。

2. 取穴　肾俞、环跳、委中、阿是穴。

3. 操作

(1)摆阵法:选择双孔或多孔斗式灸盒,置灸盒于腰椎、腰骶关节(图9-3-3),盖上浴巾,温灸 30~40 min,每15 min 吹灰一次。

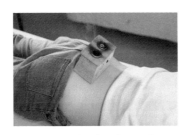

图 9-3-3　摆阵法灸(腰痛)

(2)悬灸法:吹红火头,距离皮肤 2~3 cm,用横行灸法灸患侧臀部疼痛部位,灸至皮肤发红,深部组织发热为度,每灸 10 次用手按压皮肤一下。

(3)悬灸点穴法:火头距离皮肤 2 cm,用小回旋灸法,灸肾俞、环跳、委中、阿是穴,每旋转 10 次为1 壮,每灸一壮,用手压皮肤一下,每穴各灸8 壮。下肢酸胀疼痛麻木时,用左手平压腰部向下滑动,火头随指尖移动,距离皮肤 2cm,滑动 10 次为 1 壮,共灸 7~9 壮。

视频(雷火灸用于腰痛)

第四节　面瘫

面瘫是以口、眼向一侧歪斜为主要表现的疾病，又称"口眼㖞斜"。

面瘫多与劳作过度，正气不足，风寒或风热乘虚而入等因素有关。本病病位在面部，与少阳、阳明经筋相关。基本病机是气血痹阻，经筋功能失调。

西医学中，本病多指周围性面神经麻痹，常见于贝尔麻痹。

【诊断要点】以口眼㖞斜为主要特点。突然出现一侧面部肌肉麻木、瘫痪，额纹消失，眼裂变大，露睛流泪，鼻唇沟变浅，口角下垂，歪向健侧，病侧不能皱眉、蹙额、闭目、露齿、鼓颊；部分患者初起时有耳后疼痛，还可出现患侧舌前2/3味觉减退或消失、听觉过敏等症状。病程日久，肌肉可因瘫痪出现挛缩，口角反牵向患侧，出现面肌痉挛，形成"倒错"现象。

【主要分型】

（1）风寒外袭：见于发病初期，面部有受凉史。舌淡，苔薄白，脉浮紧。

（2）风热侵袭：见于发病初期，伴有发热，咽痛，耳后乳突部疼痛。舌红，苔薄黄，脉浮数。

（3）气血不足：多见于恢复期或病程较长的患者，兼见肢体困倦无力，面色淡白，头晕等。舌淡，苔薄，脉细弱。

一、毫针

1. 主穴　阳白、四白、颧髎、颊车、地仓、翳风、合谷、太冲。

2. 配穴　风寒外袭配风池、风府;风热侵袭配外关、关冲;气血不足配足三里、气海;味觉减退配足三里;听觉过敏配阳陵泉;抬眉困难配攒竹;鼻唇沟变浅配迎香;人中沟歪斜配水沟;颏唇沟歪斜配承浆;流泪配太冲。

3. 操作　面部穴位均行平补平泻法,翳风宜灸。在恢复期,主穴多加灸法。在急性期,面部穴位手法不宜过重,肢体远端的穴位行泻法且手法宜重。在恢复期,合谷行平补平泻法,足三里行补法(图9-4-1)。

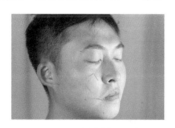

图 9-4-1　毫针刺(面瘫)

二、眼针

1. 处方

(1)风寒证:取上焦、肺大肠区,亦可配阳白、四白、颊车、地仓、合谷。

（2）风热证：取上焦、肺大肠区，亦可配阳白、四白、颊车、地仓、内庭。

2. 操作　眼周穴位用眶外横刺法，留针 10 min，其他穴位留针 20 min（图 9-4-2）。

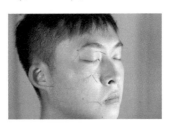

图 9-4-2　眼针（面瘫）

三、拔罐

1. 取穴　阳白、颧髎、地仓、颊车。
2. 操作　行闪罐、走罐或刺络拔罐。适用于恢复期。

四、穴位贴敷

1. 取穴　太阳、阳白、颧髎、地仓、颊车。
2. 药物　马钱子、白附子、僵蚕、细辛。
3. 操作　将马钱子锉成粉末，取绿豆大一粒，贴敷于穴位上，每隔 3~5 天更换。或用白附子、僵蚕、细辛研细末，加少许水做面饼，贴敷面部，每日 1 次。

五、穴位注射

1. 取穴　阳白、下关、地仓、颊车、承浆、迎香、足三里。

2.药物 注射用腺苷钴胺、维生素 B_1 注射液、维生素 B_{12} 注射液等。

3.操作 每次选 3~4 穴,面部每穴 0.3~0.5 mL,足三里 2~3 mL。每周 2 次。适用于恢复期。

六、刮痧

1.取穴 阳白、攒竹、四白、颊车、迎香、风池、合谷。

2.操作 患者取仰卧位或坐位,医者先在刮治部位涂以适宜的刮痧介质,然后以较轻力度刮拭患侧面部 5~10 min,刮拭至局部潮红为宜。继则刮拭风池及合谷,刮拭至局部潮红。每日刮治 1 次,10 日为 1 个疗程。未愈者,再刮治 1 个疗程。

七、推拿

1.取穴 印堂、阳白、睛明、四白、迎香、下关、颊车、地仓、风池、合谷。

2.手法 一指禅推法、按法、揉法、擦法、拿法。

3.操作 以患侧颜面部为主,健侧做辅助治疗。

(1)患者取仰卧位。医者在患者一侧,用一指禅推法自印堂、阳白、睛明、四白、迎香、下关、颊车、地仓往返治疗,并可用揉法或按法先患侧后健侧,再配合应用擦法治疗。在手法操作时应防止颜面部破皮。

(2)患者取坐位。医者站于患者背后,将一指禅推法施于风池及项部,随后拿风池、合谷结束治疗。

八、雷火灸

1. 部位 两侧面部,双侧耳后部;鱼腰、四白、迎香、颊车、下关、地仓、合谷、翳风等。

2. 操作

(1)患者取坐位,用横行/纵行灸法灸患侧眼部及双侧面部,距离皮肤2~3 cm,每移动灸10次,用手压一下皮肤,灸至皮肤发红,深部组织发热为度。

(2)用螺旋形灸法灸双侧耳廓、耳后部,距离皮肤1.5 cm,灸至皮肤发红、发热为度。

(3)拉辣式灸法灸患侧面部(鱼腰、四白、迎香、颊车、下关、地仓)及耳周、翳风等。

(4)用雀啄法灸患侧(鱼腰、四白、迎香、颊车、下关、地仓、合谷),距离穴位1~2 cm,每雀啄9次为1壮,每壮之间用手压一压,每穴各雀啄7壮。

治疗7天为1个疗程,每天灸1次,每个疗程间隔2~3天,一般灸2~3个疗程,有迁延余留症状者每半个月灸2天。

第五节 失眠

失眠是以经常不能获得正常睡眠为特征的一种病症,又称"不得卧""目不瞑"。失眠的发生常与情志失调、饮食不节、劳逸失调、病后体虚等因素有关。本病病位在心,与肾、肝、脾、胆密切相关。基本病机是心神不宁,或阳盛阴衰,阴阳失交。

西医学中,失眠多见于焦虑症、抑郁症、围绝经期综合征等疾病中。

【诊断要点】轻者入寐困难或寐而易醒,醒后不寐;重者彻夜难眠。

【主要分型】

(1)肝火扰心:兼见烦躁易怒,头痛眩晕,面红目赤。舌红,苔黄,脉弦数。

(2)痰热扰心:兼见心烦懊,头晕目眩,胸闷脘痞,口苦痰多。舌红,苔黄腻,脉滑数。

(3)心脾两虚:兼见心悸健忘,头晕目眩,神疲乏力,面色不华,纳呆便溏。舌淡,苔白,脉细弱。

(4)心肾不交:兼见手足心热,头晕耳鸣,腰膝酸软,咽干少津。舌红,苔少,脉细数。

(5)心胆气虚:兼见易于惊醒,胆怯心悸,气短倦怠。舌淡,苔薄,脉弦细。

一、毫针

1. 主穴 照海、申脉、神门、三阴交、安眠、四神聪。

2. 配穴 肝火扰心配行间;痰热扰心配丰隆、劳宫;心脾两虚配心俞、脾俞;心肾不交配心俞、肾俞;心胆气虚配心俞、胆俞。

3. 操作 泻申脉,补照海;针刺背俞穴时注意进针的方向、角度和深度;余穴常规针刺。

二、头针

1.取穴 额中线、额旁 1 线(右)、额旁 2 线(左)、额旁 3 线(双)、顶中线。

2.操作 常规针刺(图 9-5-1)。

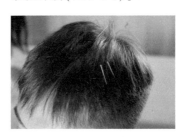

图 9-5-1 头针(失眠)

三、腹针

1.主穴 中脘、下脘、气海、关元、滑肉门(双)。

2.配穴 心脾两虚加天枢(双);心肾不交加气穴(双)、阴都(双);心胆气虚加右上风湿点;肝郁化火加右上风湿点、气旁(双)、气穴;痰热上扰加天枢(双)、大横(双)。

3.操作 患者仰卧,医者直刺,进针时避开毛孔、血管,手法要轻缓,中脘、下脘、关元、气海均深刺,滑肉门中刺,其余随证加减穴位均中刺,留针 30 min,6 天为 1 个疗程,共治疗 3 个疗程(图 9-5-2)。

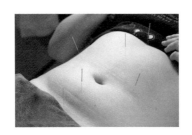

图 9-5-2　腹针(失眠)

四、耳穴

1. 主穴　神门、心、肾、皮质下、交感。

2. 配穴　心脾两虚加脾、小肠;肝郁化火加肝;痰热内扰加肺、大肠;心虚胆怯加胰、胆。

3. 操作　行耳穴压丸并适度按揉,以患者感酸胀、灼痛、发热能耐受为度。按压 3~5 次/天,睡前加强按压 1 次,左右耳交替,5~10 次为 1 个疗程(图 9-5-3)。

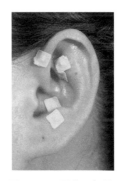

图 9-5-3　耳穴(失眠)

五、埋线

1. 取穴　神门、安眠。

2. 操作　患者取舒适体位,操作过程严格遵守无菌操作。根据穴位处肌肉的深浅确定进针的角度和深度,得气后将线体埋入穴位,外用胶布固定 2~3 天。术后 24 h 内埋线创口避免沾水,避免剧烈运动。7 天治疗 1 次,5 次为 1 个疗程。

六、雷火灸

1. 虚证失眠

(1)部位:头顶部、额部、胸部、腹部。

(2)操作:患者仰卧。用摆阵法。首先取 3 个双孔灸盒,每个孔插入一个点燃的灸条。横摆 1 个双孔灸盒在腹前正中带脉上,腹前中部左右各直摆 1 个双孔灸盒,用毛巾盖好 3 个双孔灸盒,温灸 15 min。将腹部的双孔灸盒移至上胸部,中间的双孔盒由天突移至膻中,其他 2 个双孔灸盒摆在左右两旁,灸 15 min。用 1 支灸条,灸上星至百会,以及整个头部,并用左手轻轻叩击头皮,灸至头皮发热。然后灸双耳部至发热为度。每天灸 1 次,每 7 天为 1 个疗程,连续灸 1~2 个疗程。

2. 实证失眠

(1)部位:腹部、下肢。

(2)操作:患者仰卧。用摆阵法。首先取 2 个双孔灸盒,每个孔插入一个点燃的灸条。在膻中至耻骨联合处的任脉线上竖着摆阵,放好双孔灸盒后,用毛巾把双孔灸盒盖好,温灸 15 min。用雀啄法灸足三里、涌泉,7 次为 1 壮,共灸 7 壮,每壮之间用手指压一下。每天灸 1 次,每 7 天为 1 个疗程,连续灸 1~2 个疗程。

视频(雷火灸用于实证失眠)

七、皮部经筋推拿

1. 操作一 患者取坐位或仰卧位,医者行一指禅"小∞字"和"大∞字"推法,反复分推 3~5 遍。继之指按、指揉印堂、攒竹、睛明、鱼腰、太阳、神庭、角孙、百会,每穴 1 min;结合抹前额 3~5 遍;从前额发际处至风池处做五指拿法,反复 3~5 遍。行双手扫散法,约 1 min;指尖击前额部至头顶,反复 3~5 遍。

2. 操作二 患者俯卧,医者在患者背部、腰部操作,重点治疗心俞、肝俞、脾俞、胃俞、肾俞、命门等部位,时间约 5 min。自下而上捏脊,3~5 遍。自上而下掌推背部督脉,3~5 遍。

第六节 胃痛

胃痛是指上腹胃脘部发生的疼痛,又称"胃脘痛"。古代文献中的"心痛""心下痛",多指胃痛。

胃痛的发生常与寒邪客胃、饮食伤胃、情志不畅和脾胃虚弱等因素有关。本病病位在胃,与肝、脾关系密切。基本病机是胃气失和、胃络不通或胃失温养。无论是胃腑本身病变还是其他脏腑的病变影响到胃腑,使胃络不通或胃失温煦濡养,均可导致胃痛。

西医学中,胃痛多见于急慢性胃炎、消化性溃疡、胃肠神经官能症、胃黏膜脱垂、胃痉挛、胃扭转、胃下垂等疾病。

【诊断要点】上腹胃脘部疼痛。若暴发疼痛,痛势较剧,痛处拒按,饥时痛减,纳后痛增,为实证;痛势隐隐,痛处喜按,空腹痛甚,纳后痛减,为虚证。

【主要分型】

(1)寒邪犯胃:胃痛暴作,得温痛减,遇寒痛增。恶寒喜暖,口不渴,喜热饮。苔薄白,脉弦紧。

(2)饮食伤胃:胃脘胀满疼痛,嗳腐吞酸,嘈杂不舒,呕吐或矢气后痛减,大便不爽。苔厚腻,脉滑。

(3)肝气犯胃:胃脘胀满,脘痛连胁,嗳气频频,吞酸,大便不畅,每因情志不畅而诱发,心烦易怒,喜太息。苔薄白,脉弦。

(4)瘀血停胃:胃痛拒按,痛有定处,或有呕血、便黑。舌质紫暗或有瘀斑,脉细涩。

(5)脾胃虚寒:泛吐清水,喜暖畏寒,大便溏薄,神疲乏力,或手足不温。舌淡,苔薄,脉虚弱或迟缓。

(6)胃阴不足:胃脘灼热隐痛,饥而不欲食,口燥咽干,大便干结。舌红少津,脉弦细或细数。

一、毫针

1. 主穴 中脘、内关、足三里、公孙。

2. 配穴 寒邪客胃配梁丘、胃俞;饮食伤胃配下脘、梁门;肝气犯胃配太冲、期门;瘀血停胃配三阴交、膈俞;脾胃虚寒配脾俞、关元;胃阴不足配胃俞、内庭。

3. 操作 毫针常规刺。寒邪犯胃和脾胃虚寒者,可加用灸法。急性胃痛者每天治疗 1~2 次,慢性胃痛者每天或隔天治疗 1 次。

二、腹针

1. 处方 中脘、下脘、水分、气海、关元、天枢。

2. 配穴 消化不良配天枢(右侧);十二指肠溃疡配梁门(右侧、中刺);嗳气、泛酸配上脘(中刺)。

3. 操作 直刺,进针时避开毛孔、血管,手法要轻缓。中脘、下脘、关元、气海均深刺,其余随证加减穴位均中刺,留针 30 min。6 天为 1 个疗程,共治疗 3 个疗程(图9-6-1)。

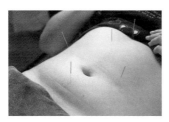

图 9-6-1　腹针(胃痛)

三、穴位注射

1. 取穴 中脘、足三里。

2. 药物 黄芪注射液、维生素 B_{12} 注射液。

3. 操作 每穴注入药液 1 mL,每天或隔天 1 次。

四、耳穴

1. 取穴 胃、肝、脾、神门、交感、十二指肠。

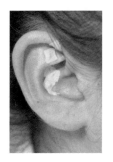

图 9-6-2　耳穴(胃痛)

2. 操作　王不留行贴压(图 9-6-2)。

五、皮内针

1. 取穴　天枢、内关、足三里。

2. 操作　埋针于穴位皮下,以拇指端点按各穴 3～5 min。埋针时间一般为 2～3 天,可根据气候、温度、湿度不同适当调整,最长不要超过 3 天。

六、拔罐

1. 取穴　实证取中脘、足三里、梁丘、阳陵泉,虚证选中脘、足三里、肝俞、胃俞、脾俞、膈俞、血海。

2. 操作　拔罐后留罐 10 min,起罐,或用闪罐法。

七、穴位贴敷

1. 取穴　中脘、天枢、大横、足三里、胃俞。

2. 药物　丁香、肉桂、干姜、吴茱萸、延胡索。

3. 操作　取上述药物适量,研细末,取少许药末与姜汁调和,做成黄豆大小的药丸,将药丸贴敷在穴位上。每天贴敷 1 次,每次贴敷 4～6 h,7 天为 1 个疗程(图 9-6-3)。

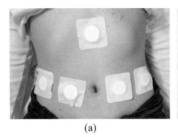
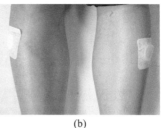

(a)　　　　　　　　　(b)

图 9-6-3　穴位贴敷(胃痛)

八、雷火灸

1. 取穴或部位　中脘、胃俞、脾俞、足三里、神阙、十指冲(指趾末端前侧面)。

2. 操作　以中脘为中心,上腹部横摆 1 个双孔灸盒(图 9-6-4),温灸 15 min;用雀啄法灸中脘、胃俞、脾俞、足三里(距离皮肤 2 cm,8 次/壮,8 壮/穴)。腹泻者加雀啄灸神阙 8 壮,胃痛、呕吐严重者加小回旋雀啄灸手十指冲(十指屈曲成梅花状,距离 2 cm,小回旋灸,8 次/壮,各灸

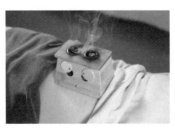

视频-雷火灸
用于胃痛

图 9-6-4　灸盒灸(胃痛)

8壮,然后雀啄灸3壮)。每天1次,7天为1个疗程,1个疗程后休息2天,可以灸2~3个疗程。

第七节　呕吐

呕吐是指胃气上逆,胃内容物从口中吐出的一种疾病。常以有物有声谓之呕,有物无声谓之吐,无物有声谓之干呕。临床上呕与吐常同时出现,故并称为"呕吐"。

呕吐的发生常与外邪犯胃、饮食停滞、情志失调、病后体虚等因素有关。本病病位在胃,与肝、脾关系密切,虚证多涉及脾,实证多因于肝。基本病机是胃失和降、胃气上逆。无论是胃腑本身病变还是其他脏腑的病变影响到胃腑,使胃失和降、胃气上逆,均可导致呕吐。

西医学中,呕吐多见于胃肠神经官能症、急慢性胃炎、幽门痉挛(或梗阻)、胃黏膜脱垂、十二指肠壅积症、功能性消化不良、胆囊炎、胰腺炎等疾病。

【诊断要点】呕吐。若发病急,呕吐量多,吐出物多酸臭味,或伴寒热者,为实证;病程较长,发病较缓,时作时止,吐出物不多,腐臭味不甚者,为虚证。

【主要分型】

(1)外邪犯胃:突发呕吐,呕吐量多,发热恶寒,头身疼痛,胸脘满闷。苔白腻,脉濡缓。

(2)食滞内停:因暴饮暴食而呕吐酸腐,脘腹胀满,吐后反快,嗳气厌食。苔厚腻,脉滑实。

(3)肝气犯胃:每因情志不畅而呕吐或吐甚,嗳气吞酸,胸胁胀痛。苔薄白,脉弦。

(4)痰饮内阻:呕吐清水痰涎,脘闷纳呆,头眩心悸。舌淡,苔滑或腻,脉滑。

(5)脾胃虚弱:饮食稍有不慎即发呕吐,呕而无力,时作时止,面色无华,少气懒言,纳呆便溏。舌淡,苔薄,脉弱。

一、毫针

1.主穴 足三里、中脘、内关。

2.配穴 外邪犯胃配外关、合谷;食滞内停配下脘、梁门;肝气犯胃配太冲、期门;痰饮内阻配丰隆、公孙;脾胃虚弱配脾俞、胃俞。

3.操作 毫针常规刺。虚证者可加灸法。

二、腹针

1.取穴 中脘、下脘、气海、关元、天枢(双)。

2.操作 中脘、下脘、关元、气海均深刺,留针30 min。6天为1个疗程,共治疗3个疗程(图9-7-1)。

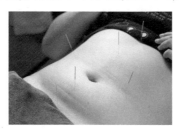

图9-7-1 腹针(呕吐)

三、穴位注射

1. 取穴　中脘、足三里。

2. 药物　黄芪注射液、维生素 B_{12} 注射液。

3. 操作　每穴注入药液 1 mL,每日或隔日 1 次。

四、耳穴

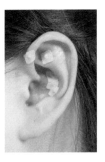

图 9-7-2　耳穴(呕吐)

1. 取穴　胃、肝、脾、神门、交感。

2. 操作　皮内针埋于耳内皮下,或用王不留行贴压(图 9-7-2)。

五、埋线

1. 取穴　中脘、下脘、气海、关元、足三里、内关。

2. 操作　根据穴位处肌肉的深浅确定进针的角度和深度,得气后将线体埋入穴位,外用胶布固定 2~3 天。术后 24 h 内埋线创口避免沾水,避免剧烈运动。7~10 天治疗 1 次。

六、拔罐

1. 取穴　中脘、下脘、天枢(双)、大横(双)。

2. 操作　每日 1 次,留罐 15 min,至呕吐缓解后停止。

七、雷火灸

1. 部位　胃脘部。

2. 取穴　中脘、气海、关元、内关、肝俞、脾俞、足三里、三阴交、阴陵泉、内庭。

3. 操作　选棒式灸具。

（1）螺旋形灸法：以胃脘为中心顺时针旋转灸整个胃脘部，10 次为 1 壮，每壮之间用手轻压一下皮肤，以皮肤发红，胃内发热为度。

（2）小回旋法：中脘、气海、内关、足三里、三阴交，10 次为 1 壮，每穴各灸 8 壮，每壮之间用手轻抚摩一下皮肤。

若脾胃虚，加灸脾俞、关元；若痰湿脾阻，加灸阴陵泉；若肝郁，加灸肝俞；若阴虚胃热，加灸内庭。每天灸 1 次，10 天为 1 个疗程，每疗程后观察 3 天，若呕吐缓解，可停止灸疗，也可适当加灸 3~5 天。

第八节　呃逆

呃逆是以气逆上冲，喉间呃呃连声，声短而频，不能自控为主要表现的疾病，俗称"打嗝"，古称"哕"，又称"哕逆"。

呃逆的发生常与饮食不当、情志不畅、正气亏虚等因素有关。本病病位在膈，关键病变脏腑在胃，与肝、脾、肺、肾等脏腑有关。基本病机是胃气上逆动膈。凡上、中、下三焦诸脏腑气机上逆或冲气上逆均可动膈而致呃逆。

西医学中,呃逆多见于单纯性膈肌痉挛、胃肠神经官能症、胃炎、胃癌、肝硬化晚期、脑血管病、尿毒症,以及胃、食管手术后等疾病中。

【诊断要点】气逆上冲,喉间呃呃连声,声短而频,不能自控。偶然发作者多短时间内自愈;也有持续数日甚至数月、数年不停者。

【主要分型】

(1)胃寒积滞:呃声沉缓有力,胸脘不舒,得热则减,遇寒更甚,口淡不渴。舌淡,苔白滑,脉迟缓。

(2)胃火上逆:呃声洪亮有力,冲逆而出,口臭烦渴,多喜冷饮,脘腹满闷,大便秘结,小便短赤。舌红,苔黄燥,脉滑数。

(3)气机郁滞:呃逆连声,常因情志不畅而诱发或加重,胸胁满闷,脘腹胀满。苔薄白,脉弦。

(4)脾胃虚弱:呃声低长无力,气不得续,泛吐清水,脘腹不舒,喜温喜按,面色㿠白,手足不温,食少乏力。舌质淡,苔薄白,脉细弱。

(5)胃阴不足:呃声短促而不得续,口干咽燥,饥不欲食。舌红,少苔,脉细数。

一、毫针

1. 主穴　足三里、中脘、内关、膻中、膈俞。

2. 配穴　胃寒积滞配胃俞、建里;胃火上逆配内庭、天枢;气机郁滞配期门、太冲;脾胃虚弱或胃阴不足配脾俞、胃俞。

3. 操作 用毫针常规刺。胃火上逆、气机郁滞者只针不灸,用泻法;胃寒积滞、脾胃虚弱者可加灸法。

二、腹针

取穴 中脘、下脘、气海、关元、天枢(双)。

三、耳穴

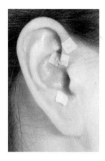

1. 取穴 胃、肝、脾、神门、交感、十二指肠。

2. 操作 用毫针常规刺,或将皮内针埋于耳穴皮下,或将王不留行贴压于耳穴上(图9-8-1)。

图 9-8-1 耳穴(呃逆)

四、穴位注射

1. 取穴 中脘、足三里。

2. 操作 维生素 B_{12} 注射液或黄芪注射液,每穴注入药液 1 mL,每日或隔日 1 次。

五、推拿

1. 取穴 攒竹。

2. 操作 用拇指指腹点按 3~5 min。

第九节 便秘

便秘是指大便秘结不通,排便周期或时间延长,或虽有便意但排便困难的疾病。古代文献中的"脾约""燥结""秘结"等均可归为此病。

便秘的发生常与饮食不节、情志失调和年老体虚等因素有关。本病病位在大肠,与脾、胃、肺、肝、肾等脏腑有关。基本病机是大肠传导不利。无论是肠腑疾病或是其他脏腑的病变影响到肠腑,使肠腑壅塞不通、肠失滋润或糟粕内停,均可导致便秘。

西医学中,便秘可见于多种急、慢性疾病,如功能性便秘、肠易激综合征、药物性便秘、内分泌及代谢性疾病所致的便秘等。

【诊断要点】大便秘结不通,排便艰涩难解。

【主要分型】

(1)热秘:大便干结,腹胀,口干口臭,尿赤。舌红,苔黄燥,脉滑数。

(2)气秘:欲便不得,腹中胀痛,嗳气频作,胸胁胀满。苔薄腻,脉弦。

(3)冷秘:大便艰涩,排出困难,腹中冷痛,面色㿠白,四肢不温,小便清长。舌淡,苔白,脉沉迟。

(4)虚秘:虽有便意,但排出不畅,便质不干硬,神疲气怯,面色无华,头晕心悸。舌淡嫩,苔薄,脉细弱。

一、毫针

1. 主穴　上巨虚、支沟、天枢、大肠俞、照海。

2. 配穴　热秘配合谷、腹结;气秘配中脘、太冲;冷秘配关元、神阙;虚秘配关元、脾俞。大便干结配关元、下巨虚。

3. 操作　用毫针常规刺。冷秘、虚秘者可加用灸法。

二、腹针

1. 取穴或部位　中脘、下脘、水分、气海、关元、天枢(双)、天枢下(左侧)。

2. 操作　便秘患者的腹针治疗见图9-9-1。

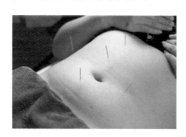

图 9-9-1　腹针(便秘)

三、穴位注射

1. 取穴　天枢、上巨虚、丰隆。

2. 操作　维生素 B_{12} 注射液或黄芪注射液,每穴注入药液 0.5~1 mL,每日或隔日 1 次。

四、耳穴

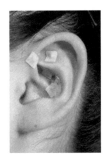

1. 取穴 大肠、直肠、交感、皮质下。

2. 操作 毫针常规刺，或将皮内针埋于耳穴皮下，或将王不留行贴压于耳穴上(图9-9-2)。

图9-9-2 耳穴(便秘)

五、推拿

1. 取穴 天枢(左侧)、支沟、承山。

2. 操作 患者仰卧，医者点压穴位至有明显酸胀感，每穴持续2 min。

第十节　肥胖症

肥胖症是指人体脂肪积聚过多，体重超过标准体重的20%。肥胖症分为单纯性肥胖症和继发性肥胖症两类，前者不伴有明显神经系统或内分泌系统功能变化，临床上最为常见；后者常继发于神经、内分泌和代谢疾病，或与遗传、药物有关。

肥胖症的发生常与暴饮暴食、过食肥甘、安逸少动、情志不舒、先天禀赋等因素有关。本病与胃、肠、脾、肾关系密切。基本病机是痰湿浊脂滞留。无论是胃肠积聚的痰热还是脾肾不能运化的痰浊，停滞于全身或局部，都可导致肥胖症。

【诊断要点】形体肥胖,面肥颈壅,项厚背宽,腹大腰粗,臀丰腿圆。

【主要分型】

(1)胃肠积热:消谷善饥,食欲亢进,口干欲饮,怕热多汗,腹胀便秘,小便短黄。舌质红,苔黄腻,脉滑数。

(2)脾胃虚弱:食欲不振,心悸气短,嗜睡懒言,面唇少华,大便溏薄。舌淡,苔薄,脉细弱。

(3)肾阳亏虚:喜静恶动,动则汗出,畏寒怕冷,头晕腰酸,月经不调或阳痿早泄,面色㿠白。舌淡,苔薄,脉沉细。

一、毫针

1. 主穴 水分、阴交、外陵、天枢、滑肉门。

2. 配穴 胃肠积热配曲池、合谷、上巨虚、梁门、内庭;痰湿内蕴配足三里、丰隆、中脘、阴陵泉、水道;脾胃虚弱配脾俞、胃俞、足三里、气海、关元、阴陵泉;肾虚配关元、肾俞、三阴交、太溪;肝郁气滞配太冲、阳陵泉;便秘配天枢、支沟、照海、承山。

3. 操作 各穴均视患者肥胖程度及取穴部位的不同而比常规刺深 0.5~1.5 寸。

二、腹针

1. 取穴 中脘、下脘、水分、气海、关元、水道、天枢(双)。

2. 操作　肥胖症患者的腹针治疗见图 9-10-1。

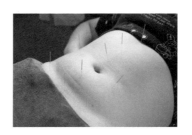

图 9-10-1　腹针(肥胖症)

三、耳穴

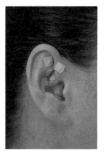

1. 取穴　胃、神门、内分泌、三焦、交感、肾、大肠、脾。

2. 操作　每次选用 3~5 个穴位,常规消毒穴位后,单侧取穴,用王不留行贴压(图 9-10-2)。

四、埋线

图 9-10-2　耳穴(肥胖症)

1. 取穴　见毫针选穴。

2. 操作　根据穴位处肌肉的深浅确定进针的角度和深度,得气后将线体埋入穴位,外用胶布固定 2~3 天。术后 24 h 内埋线创口避免沾水,避免剧烈运动。7 天治疗 1 次,5 次为 1 个疗程(图 9-10-3)。

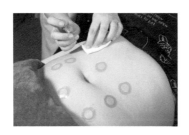

图 9-10-3　埋线(肥胖症)

五、艾灸

1. 主穴　曲池、天枢、阴陵泉、丰隆、太冲。

2. 配穴　胃肠积热者配上巨虚和内庭清胃热;痰湿内盛者配水分、丰隆化痰祛湿;脾虚不运者配脾俞、足三里健运脾胃;局部肥胖明显者可以局部选穴,如臀部肥胖可加环跳、承扶;腰部肥胖可加带脉、大横;腹部肥胖可加关元、气海等。

视频(艾灸用于肥胖症)

3. 操作　对于以上穴位可采取温和灸,每天 30 ~ 60 min。每天或隔天一次,10 天为 1 个疗程。

第十一节　疳证

疳证,是指由于喂养不当,或因多种疾病的影响,导致脾胃受损,气液耗伤而形成的一种小儿慢性病证。其根在脾,在治疗时,首先要顾及脾土的健运能力,此为治疳之要。基本病机是脾胃运化失调,气机升降失常。本病相当于西医学营养不良。

【诊断要点】形体羸瘦,毛发干枯,头大颈细,腹胀肚大,大便不调,精神萎靡等。

【主要分型】

(1)疳气证:形体略较消瘦,面色萎黄少华,毛发稀疏,食欲不振,或能食善饥,大便干稀不调,精神欠佳,易发脾气,舌淡红,苔薄、微腻,脉细。

(2)疳积证:形体明显消瘦,面色萎黄无华,肚腹膨胀,甚则青筋暴露,毛发稀疏如穗,精神不振或易烦躁激动,睡眠不宁,或伴揉眉挖鼻,咬指磨牙,动作异常,食欲不振或多食多便,舌淡,苔薄腻,脉沉细。

(3)干疳证:极度消瘦,呈老人貌,皮肤干瘪起皱,皮包骨头,精神萎靡,啼哭无力且无泪,毛发干枯,腹凹如舟,胃不思纳,大便稀溏或便秘,时有低热,口唇干燥,舌淡或光红少津,脉沉细弱。

一、推拿

(一)食积夹寒型

1.取穴或部位　脾土穴、手阴阳、三关、八卦、足三里、腹阴阳、脐部及脐周围之腹部。

2.手法　推法,指摩法,掌摩法,揉法。

3.操作

(1)补脾土穴:补脾土穴有两种方法。一种是用指摩法治疗脾土穴;另一种方法是屈曲患者拇指的指间关节,由拇指桡侧缘的远端推至近端。医者可任选一种,推300～

500 次。分推:使患儿掌心向上,医者用两手的食指、中指、无名指和小指分别从患儿腕部及手部的两侧、背面托住患儿之手,以两拇指自患儿腕掌面部横纹的中点,同时分推至腕横纹的桡侧及尺侧,约 300 次。

(2)推三关穴:推 500 次。

(3)顺运八卦:以劳宫为圆心,从劳宫至中指掌指关节连线的内 2/3 为半径画一个圆,八卦就在此圆上。使患儿掌心向上,医者以一手指远端的掌侧面作为接触面,在患儿的八卦实施指摩法,为"运八卦穴",30～50 次。

(4)分推腹阴阳:使患儿取仰卧位,医者以左右两手的手指(一般用拇指),分别自胸骨下端,沿肋弓分推至两侧的腋中线,分推 50～100 次。

(5)摩揉脐腹:使患儿取仰卧位,医者以一手掌在患儿的脐部及其周围实施掌摩法,持续数分钟后,再在脐部及腹部实施掌揉法或掌根揉法,使之有较强的温热感。

(二)食积夹热型

1.取穴 脾土穴、手阴阳、三关、六腑、四横纹、外劳宫、腹阴阳、足三里。

2.手法 推法,指揉法,掌摩法,掌揉法。

3.操作

(1)清脾土穴:使患儿掌心向上,医者用指推法,自患儿拇指的近端推向远端,300～500 次。

(2)补脾土穴:先用"清脾土穴",接着再用"补脾土穴"的方法,为"先清后补"。

(3)分推手阴阳穴:100～200 次。

（4）推三关：300~500次。

（5）推六腑：约500次。

（6）推四横纹：食指、中指、无名指和小指的掌指关节掌侧横纹处。医者以推法，依次分别在上述部位进行治疗，约数分钟。

二、毫针

1.取穴 四缝。

2.操作 消毒患儿两手的四缝（在第2至第5指掌侧，近端指间关节的中央），毫针浅刺。针刺后挤出黄色液体。刺后3天内不沾水，防止针孔感染。一般隔天1次，4~5次即可治愈。

三、穴位贴敷

1.取穴 中脘、天枢、大横、足三里、胃俞。

2.药物 丁香、肉桂、干姜、吴茱萸。

3.操作 取上述药物适量，研细末，取少许与姜汁调和，做成黄豆大小的药丸。将药丸贴敷在穴位上。每日贴敷1次，每次贴敷2 h，3天为1个疗程(图9-11-1)。

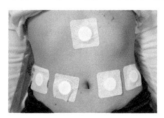

图9-11-1 穴位贴敷(疳证)

第十二节　遗尿

遗尿又称"尿床",是指年满 3 周岁以上的小儿睡眠中小便自遗,醒后方觉的一种疾病。偶因疲劳或睡前多饮而遗尿者,不作病态。

遗尿的发生常与禀赋不足、久病体虚、习惯不良等因素有关。本病病位在膀胱,与任脉及肾、脾、肺、肝关系密切。基本病机是膀胱和肾的气化功能失调,膀胱约束无权。

西医学中,中枢神经发育障碍、精神因素、泌尿系统感染、隐性脊柱裂等均可导致遗尿。

【诊断要点】睡中尿床,醒后方觉,数夜或每夜 1 次,甚至一夜数次。

【主要分型】

(1)肾气不足:面色淡白,精神不振,白天小便亦多,畏寒肢冷,腰膝酸软,舌质淡,苔薄白,脉沉细无力。

(2)肺脾气虚:疲劳后遗尿加重,面色无华,神疲乏力,少气懒言,纳呆便溏,舌淡,苔白,脉细弱。

(3)心肾失交:昼日多动少静,夜间寐不安宁,五心烦热,形体较瘦,舌红少津,脉细数。

(4)肝经郁热:尿黄量少,气味臊臭,性情急躁,面赤唇红,或夜寐磨牙,舌红,苔黄,脉弦滑。

一、毫针

1. 主穴　中极、关元、膀胱俞、三阴交。

2.配穴 肾气不足配肾俞、太溪;肺脾气虚配列缺、足三里;心肾不交配通里、大钟;肝经郁热配蠡沟、太冲。

3.操作 用毫针常规刺。直刺或向下斜刺中极、关元,使针感下达阴部为佳;肾气不足、肺脾气虚者可加用灸法。每日治疗 1 次。

二、推拿

1.操作

(1)调五脏,左右手各 10 遍。

(2)百会:实施摩法、揉法、指推法、振法,共 8 min。

(3)振脑门,一手扶患儿前额,另一手握拳轻叩风府数次,后以掌根斜向上方击风府,并就势拔伸颈部,振风府,反复操作 2~3 min。

(4)清补肾经 3~5 min,揉外劳宫 1~3 min。

(5)腰骶与督脉:揉腰骶部 1~2 min,推上七节骨 1 min,掌振 1~2 min,叩击 20~30 s,横擦令热。拳背从上至下叩击脊 3~5 遍,小鱼际纵向擦脊令热;温运丹田 5~10 min,令小腹透热。

2.加减 气虚不固加补脾经、补肺经各 1~3 min,推上三关 3~5 min,拿肩井 1 min,轻揉会阴 1 min;心肾不交加揉二马(又称液门)、清天河水各 1~3 min,摩涌泉 1 min;肝经湿热加清心经、清肝经各 1~3 min,水底捞月、揉二马、揉三阴交各 1~3 min。

三、雷火灸

1.部位 小腹部。

2. 取穴 关元、三阴交、命门、脾俞、肾俞、气海、足三里。

3. 操作 点燃 1 支灸条,装入单孔灸盒内,距离皮肤 4~5 cm,放在小腹部进行温灸,时间 10 min,灸至皮肤发红,深部组织发热为度;灸关元、三阴交、气海,用小回旋灸法,距离皮肤 3 cm,每旋转 6 次为 1 壮,每穴各灸 6 壮。肾虚加命门、肾俞;脾肾虚加肺俞、脾俞、足三里;膀胱失约加气海。每天灸 1 次,3~5 天为 1 个疗程。多数患儿遗尿可得到治愈或明显好转,之后根据情况休息 2 天再灸 3~5 天。

第十三节 月经不调

月经不调是以月经的周期及经量、经色、经质的异常为主症的月经病。临床上有月经先期、月经后期、月经先后无定期等情况,古代文献中分别称为“经早”“经迟”“经乱”。

月经不调的发生常与房劳多产、饮食伤脾、感受寒邪、情志不畅等因素有关。本病病位在胞宫,与冲、任二脉及肾、肝、脾关系密切。基本病机是冲任失调。

西医学中,月经不调多见于排卵型功能失调性子宫出血、生殖器炎症或肿瘤等疾病中。

【诊断要点】

(1)月经先期:经期提前 1~2 周,经期正常,连续 2 个月经周期以上者。

（2）月经后期:经期延后1周以上,甚至3~5个月一行,经期正常,连续2个月经周期以上者。

（3）月经先后无定期:经期提前或延后1~2周,经期正常,连续3个月经周期以上者。

【主要分型】

（1）月经先期。

①实热:月经量多,色深红,质黏稠。舌红,苔黄,脉数。

②虚热:月经量少或多,色红质稠。舌红,苔少,脉细数。

③气虚:月经量多,色淡质稀,神疲肢倦。舌淡,脉细。

（2）月经后期。

①血寒:月经量少,色暗有块,小腹冷痛。苔白,脉沉。

②血虚:月经量少色淡,头晕心悸,面白。舌淡,脉细。

③肾虚:月经量少,色淡质稀,头晕耳鸣,腰膝酸软。舌淡,苔白,脉沉细。

④气滞:月经量少,色暗有块,胸胁、小腹胀痛。舌红,脉弦。

（3）月经先后无定期。

①肝郁:经期或前或后,量或多或少,色紫红,有血块,经行不畅,或胸胁、乳房及小腹胀痛,喜太息。苔薄白或薄黄,脉弦。

②肾虚:经期或前或后,量少,色淡质稀,头晕耳鸣,腰膝酸软。舌质淡,苔薄,脉沉细。

一、毫针

（一）月经周期异常

1. 主穴　子宫、关元、三阴交、交信。

2. 配穴　肾气不足配肾俞；血热内扰配行间。

3. 操作　于月经来潮前 5~7 日开始治疗，行经期间不停针，至月经结束为 1 个疗程。若经行时间不能掌握，可于月经干净之日起针灸，隔日 1 次，直到月经来潮。连续治疗 3~5 个月经周期。气不摄血、寒凝血瘀时，腹部穴位可加灸法。肾气不足时，关元、肾俞可加灸法。血热内扰时，行间可点刺出血。

（二）月经量异常

1. 主穴　子宫、气海、血海、三阴交。

2. 配穴　气不摄血配百会、足三里；阳虚血寒配命门、足三里。

3. 操作　于月经来潮前 5~7 日开始治疗。气不摄血、阳虚血寒时，腹部穴位及百会、命门、足三里可用灸法。

（三）行经时间及经间期异常

1. 主穴　子宫、气海、足三里、关元、三阴交。

2. 配穴　气虚配脾俞；肝郁配肝俞、太冲；肾虚配肾俞、太溪。

3. 操作　于月经来潮前 5~7 天开始治疗。气虚可灸气海、关元、足三里、脾俞。

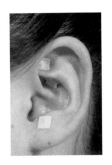

图 9-13-1　耳穴（月经
　　　　　不调）

二、耳穴

1. 取穴　肝、脾、肾、子宫、皮质下、内分泌。

2. 操作　用毫针中度刺激，亦可用耳穴压丸法（图 9-13-1）。

三、推拿

（一）腹部

1. 取穴　关元、气海、中极。

2. 手法　一指禅推法、掌摩法、揉法。

3. 操作　先用一指禅推法或揉法于气海、关元、中极等穴操作，每穴约 1 min；然后用掌摩法顺时针方向摩小腹，操作 6~8 min。

（二）腰背部

1. 取穴　脾俞、肝俞、肾俞。

2. 手法　按揉法、一指禅推法。

3. 操作　于背部两侧膀胱经实施一指禅推法，重点在脾俞、肝俞、肾俞等穴，操作 3~5 min；然后用按揉法在脾俞、肝俞、肾俞等穴操作，每穴约 1 min。

（三）下肢部

1. 取穴　三阴交、太冲、太溪。

2. 手法　按揉法。

3. 操作　用手指按揉三阴交、太冲、太溪等穴,每穴约 1 min,以酸胀为度。

四、雷火灸

1. 血热型　将 1 个单孔灸盒放于阴交,2 个单孔灸盒分别放于双侧血海,温灸 20 min。经后 1 周开始灸,1 次/天,连续灸 10 天。一般灸 1~2 个月经周期。

2. 血虚型　使用小回旋法灸阴交、三阴交、脾俞,距离皮肤 2~3 cm,10 次/壮,10 壮/穴。1 次/天,经后 1 周连续灸 10 天,灸 1~3 个月经周期。

3. 气虚型　使用小回旋法灸阴交、隐白、肾俞,距离 2~3 cm,10 次/壮,10 壮/穴。1 次/天,经后 1 周连续灸 10 天,灸 1~3 个月经周期。

4. 寒凝血瘀型　在小腹部横摆 1 个双孔灸盒,温灸 20 min;在骶髂关节部横摆 1 个双孔灸盒,温灸 20 min;用小回旋法灸神阙,距离皮肤 2~3 cm,10 次/壮,6 壮/穴。1 次/天,经后 1 周连续灸 10 天,灸 1~3 个月经周期。

5. 肝郁型　用小回旋法灸神阙、肝俞、肾俞、三阴交、隐白,距离皮肤 2~3 cm,10 次/壮,10 壮/穴。1 次/天,经后 1 周连续灸 10 天,大部分患者 1 个疗程已好转。

6. 肾虚型　用小回旋法灸肝俞、脾俞、肾俞、三阴交、隐白,距离皮肤 2~3 cm,10 次/壮,10 壮/穴。1 次/天,经后 1 周连续灸 10 天,灸 1~3 个月经周期。

第十四节　痛经

痛经是指经期或行经前后出现的周期性小腹疼痛，又称"经行腹痛"。

痛经的发生常与饮食生冷、情志不畅、起居不慎、先天禀赋等因素有关。本病病位在胞宫，与冲、任二脉及肝、肾关系密切。基本病机是不通则痛或不荣则痛。实者为冲任瘀阻，气血运行不畅，胞宫经血流通受阻；虚者为冲任虚损，胞宫、经脉失于濡养。

西医学中，痛经可分为原发性痛经和继发性痛经。原发性痛经是指生殖器官无器质性病变者；继发性痛经多继发于生殖器官的某些器质性病变，如盆腔子宫内膜异位症、子宫腺肌病、慢性盆腔炎、子宫肌瘤等。

【诊断要点】经期或行经前后出现周期性小腹疼痛。疼痛剧烈，拒按，经色紫红或紫黑，有血块，下血块后疼痛缓解者为实证；疼痛绵绵，柔软喜按，月经色淡、量少者为虚证。

【主要分型】

（1）气滞血瘀：以胀痛或刺痛为主，伴胸胁乳房胀痛，经行不畅，紫暗，有块。舌有瘀斑、瘀点，脉涩。

（2）寒凝血瘀：以冷痛为主，得热痛减，经量少，色暗。苔白，脉紧。

（3）气血虚弱：腹痛下坠，经色淡，头晕，心悸。舌淡，脉细。

(4)肾气亏损:绵绵作痛,腰酸,耳鸣,月经量少、质稀。舌淡,脉沉细。

一、毫针

1. 主穴　中极、三阴交、地机、十七椎(在腰部,后正中线上,第五腰椎棘突下)、次髎。

2. 配穴　气滞血瘀配太冲、气海;寒凝血瘀配关元、归来;气血虚弱配气海、血海;肾气亏损配肾俞、太溪、肝俞。

3. 操作　针刺中极,宜用连续捻转手法,使针感向下传导。寒凝血瘀、气血虚弱、肾气亏损时,宜加灸法。疼痛发作时可用电针。发作期每日治疗 1~2 次,非发作期可每日或隔日 1 次。

二、耳穴

1. 取穴　子宫、卵巢、内分泌、交感、皮质下。

2. 操作　每次选用 2~4穴,采用磁珠贴压,双耳交替(图9-14-1)。

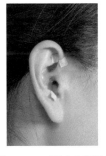

图9-14-1　耳穴(痛经)

三、穴位贴敷

1. 取穴　神阙、子宫、三阴交、气海、阿是穴。

2. 药物　吴茱萸、白芍、延胡索各 30 g,艾叶、乳香、没药各 15 g,冰片 6 g。

3. 操作　研细末,每用 5~10 g,痛经发作时用白酒调成膏状贴敷。

四、热敏灸

1. 取穴　神阙、气海、关元、肾俞、命门、八髎、阿是穴。

2. 操作　以上诸穴以回旋灸、循经往返灸、雀啄灸、定点灸 4 个步骤施灸,至热敏灸感消失为度。每天 1 次,10 次为 1 个疗程。

五、推拿

(一)腹部

1. 取穴　气海、关元、阿是穴。

2. 手法　一指禅推法、按法、揉法、拿法、掌摩法。

3. 操作　患者取仰卧位。先按揉、拿腹部,以放松腹部肌肉,再沿腹部任脉、肾经、脾经、胃经由上往下用一指禅推法;点按气海、关元及阿是穴(实证疼痛拒按者除外),以得气为度;用掌摩法摩腹,实证顺摩,虚证逆摩,时间约 5 min。

(二)腰背部

1. 取穴　肝俞、膈俞、脾俞、胃俞、肾俞、腰阳关、八髎、阿是穴。

2. 手法　按揉法、㨰法、点按法、弹拨法、擦法、拍法。

3. 操作 患者取俯卧位。在腰骶部实施按揉法、㨰法等,尤其是两侧膀胱经,以放松局部肌肉;对以上诸穴实施点按法、弹拨法等,以得气为度;竖擦腰背部,横擦肾俞-命门线,横擦八髎,以透热为度,最后以拍法结束。

(三) 下肢部

1. 取穴 血海、足三里、阴陵泉、阳陵泉、三阴交、太冲、太溪。

2. 手法 㨰法、按揉法、拿法、点按法、弹拨法、拍法。

3. 操作 患者取仰卧位。在下肢部实施㨰法、按揉法、拿法等手法,以放松局部肌肉;将点按法、弹拨法等施术于以上诸穴,以得气为度;由上往下拍打腿部 3 遍。

六、雷火灸

1. 部位 小腹部、骶髂关节部。

2. 取穴或部位 神阙、气海、关元、子宫(双)、肾俞(双)、八髎、秩边(双)、三阴交(双)、足十趾冲。

3. 操作 月经疼痛期可灸 2~3 天,月经后 1 周可再施灸,连续 10 天。一般 1~3 个周期。

(1)寒痛者:点燃 2 根灸条,先在小腹部距离皮肤 2~3 cm 施灸,横向或纵向灸(上下来回灸为 1 次)每 10 次为1 壮,共灸 6 壮,至皮肤发红,深部组织发热。再距离皮肤2 cm 雀啄灸神阙、气海、关元、三阴交等穴,每穴 7 下,反复 3 次。月经疼痛期可灸,每天 1 次,连续 1~3 天。月经后 1 周再施灸,连续 10 天,一般 2~3 个月经周期。

(2)血虚痛者:用点燃的灸条,先在腰骶部及小腹部距皮肤 2~3 cm 施灸,横向灸及旋转灸,每 10 次为 1 壮,共灸 6 壮,灸至皮肤发红,深部组织发热,每个部位不能少于 10 min;再雀啄灸肾俞、八髎、神阙、气海、关元、子宫(双)、三阴交(双)、足十趾冲,每穴 7 下,重复 3 次。月经疼痛期可灸 2~3 天,月经后 1 周可再施灸,连续 10 天。一般 1~3 个周期。

七、穴位注射

1. 取穴　归来、足三里、三阴交、地机。

2. 操作　每次选用 1~2 穴,选黄芪注射液、当归注射液、丹参注射液,每穴注入药液 0.5~1 mL。

八、拔罐

1. 取穴　十七椎、次髎、肾俞、中极、关元。

2. 操作　常规拔罐治疗。

第十五节　产后乳少

产后乳少是指产后哺乳期内产妇乳汁甚少或乳汁全无,又称"缺乳""乳汁不足""乳汁不行"等。

产后乳少的发生常与素体亏虚或形体肥胖、分娩失血过多、产后情志不畅、操劳过度及缺乏营养等因素有关。本病病位在乳房。因足厥阴肝经至乳下,足阳明胃经过乳房,足太阴脾经行乳外,故本病与肝、胃、脾关系密切。本病分虚、实两种,基本病机为乳络不通,或乳汁生化不足。

西医学中,影响乳汁分泌的因素有哺乳方法、营养、睡眠、情绪及健康状况等。

【诊断要点】产后哺乳期乳汁分泌量少,甚或乳汁全无。

【主要分型】

(1)气血不足:兼见乳房柔软、无胀感,头晕心悸,神疲纳少,面色苍白,唇甲无华。舌淡,苔薄,脉细弱。

(2)肝气郁结:兼见乳房胀满疼痛,情志抑郁,胸胁胀闷,时有嗳气,善太息。舌淡,苔薄黄,脉弦。

(3)痰浊阻滞:兼见形体肥胖,胸闷痰多,纳呆呕恶,腹胀便溏。舌淡胖,苔厚腻,脉濡滑。

一、毫针

1. 取穴 膻中、乳根、少泽。

2. 配穴 气血不足配脾俞、足三里;肝气郁结配内关、太冲;痰浊阻滞配中脘、丰隆。

3. 操作 膻中向两侧乳房平刺,乳根向乳房底部平刺,使乳房有微胀感,两穴可配合拔罐;少泽浅刺。气血不足、痰浊阻滞者,可加用灸法。

二、推拿

1. 取穴 膻中、缺盆、乳根、气户、库房、屋翳、足三里、三阴交、血海、乳中、肩井、少泽。

2. 操作 先顺时针掌揉前胸部,分推膻中,抓揉乳房等;再揉按缺盆、膻中、乳中、乳根、气户、库房、屋翳等穴;然后按摩乳头,包括横向、纵向按摩乳头,轻压乳头,牵拉伸展乳头等;最后按揉足三里、三阴交、血海,以拿肩井、掐少泽结束。

三、耳穴

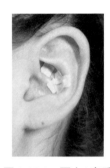

图 9-15-1 耳穴(产后乳少)

1. 主穴 胸、内分泌、交感、皮质下。

2. 配穴 气血虚弱者加脾、胃;肝郁气滞者加肝、肾。

3. 操作 每次选用 3~4 穴,毫针直刺,留针 15~30 min;或行耳穴压丸,并适度按揉,按压力度以耳部有轻微酸痛感为宜,间隔时间为 2 h,每次按压 5 min 左右(图9-15-1)。

四、湿热敷

1. 药物 丹参 30 g,瓜蒌 15 g,漏芦 30 g,炒王不留行 60 g,路路通 60 g。

2. 操作 将上述药物研磨成粉,装入药袋,制成塌渍包,使用时先将药袋浸润湿透,并置于微波炉中加热 2~3 min,使其热度达 50 ℃左右,敷乳房,每日 2 次,每次 30 min,2 次间隔至少 6 h,药袋每 3 天更换一次药物,持续使用 3~5 天。

五、拔罐

1. 部位　乳房胀痛局部、膻中、乳根、肩井、天宗、背俞,以及督脉、膀胱经循行线。

2. 操作　膻中、乳房胀痛局部、乳根采用闪罐法或留罐法;肩井、天宗及背俞选用刺血拔罐法;督脉及膀胱经循行线采用走罐法。

六、刮痧

1. 取穴　膺窗、膻中、乳根、食窦、期门。

2. 操作　医者洗净双手,在一侧乳房涂上刮痧介质,一手托住乳房,另一手用刮痧板的 1/3 边缘接触皮肤,刮板向刮拭方向倾斜 45° 左右,由乳房四周膺窗、膻中、乳根、食窦、期门向乳晕中心轻轻刮拭。刮痧过程要随时询问患者感受,如有不适,应停止操作。操作时可配合局部按摩,反复操作 30 min,每天 1~2 次。

七、穴位注射

1. 取穴　足三里、三阴交。

2. 药物　维生素 B_1 注射液、当归注射液。

3. 操作　常规消毒,用 5 mL 注射器抽取 1 mL 维生素 B_1 和 3 mL 当归注射液,注射器针头与皮肤成 90° 刺入穴位 2 cm 左右,行适量捻转提插手法,得气后回抽无血液,再缓慢将 2 mL 药液注入穴位。双侧足三里和三阴交交替注射,隔1天注射1次,3次为1个疗程(图9-15-2)。

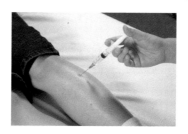

图9-15-2　穴位注射(产后乳少)

八、埋线

1.取穴　膻中、足三里、三阴交、脾俞、膈俞。

2.操作　选用适当长度的可吸收性外科缝线,严格无菌操作,埋入线体。膻中平刺,其余各穴直刺。术后24 h内埋线创口避免沾水,避免剧烈运动。15天施治1次,2次为1个疗程。

九、雷火灸

患者仰卧,用4个双孔灸盒。以任脉线为中心,在中脘至气海的部位纵向摆1个双孔灸盒;在双乳根部横向摆1个双孔灸盒;在双乳中部纵向摆1个双孔灸盒,用毛巾盖好,温灸15 min。灸乳根、膺窗、屋翳、天溪、膻中等穴位,用小回旋法,距离皮肤3 cm,每旋转8次为1壮,每壮之间用手按压一下皮肤,每穴灸8壮。

每天灸1次,5次为1个疗程,一般1~2个疗程。

第十六节　不孕

不孕是指女子婚后未避孕,有正常性生活,配偶生殖功能正常,同居 2 年以上而未受孕者;或曾有过孕育史,而后未避孕,又连续 2 年未再受孕者。前者为原发性不孕,古称"全不产";后者为继发性不孕,古称"断续"。

不孕的发生常与先天禀赋不足、房事不节、反复流产、久病大病、情志失调、饮食及外伤等因素有关。本病病位在胞宫,与任、冲二脉及肾、肝、脾关系密切。基本病机为肾气不足,冲任气血失调。

不孕多见于西医学排卵功能障碍、输卵管闭塞、子宫肌瘤、子宫内膜炎等疾病。

【诊断要点】 育龄妇女,未避孕,配偶生殖功能正常,婚后有正常性生活,同居 2 年以上而未受孕。

【主要分型】

(1)肾虚胞寒:月经后期,量少色淡,面色晦暗,腰酸肢冷,小便清长,性欲淡漠。舌淡,苔薄白,脉沉细。

(2)肝气郁结:月经后期或经期先后不定,月经量少,乳房胀痛,烦躁易怒,善太息。舌红,苔薄白,脉弦。

(3)痰湿阻滞:经行延后,甚或闭经,带下量多,形体肥胖,胸闷泛恶。舌淡胖,苔白腻,脉滑。

(4)瘀阻胞宫:月经推后,痛经,经色紫暗有块。舌质紫暗或有瘀斑,苔薄白,脉涩。

一、毫针

1. 主穴 关元、肾俞、太溪、三阴交。

2. 配穴 肾虚胞寒配复溜;肝气郁结配太冲、期门;痰湿阻滞配中脘、丰隆;瘀阻胞宫配子宫、归来。

3. 操作 用毫针常规刺。肾虚胞寒、痰湿阻滞、瘀滞胞宫时可加用灸法。

二、艾灸

(一)方案一

1. 取穴 神阙、关元、中极、子宫、气户、阴交、命门、足三里、三阴交。

2. 操作 艾条距离皮肤 2~3 cm,每穴灸 10~20 min,使患者自觉局部皮肤温热感,且无灼痛感。其中神阙用艾炷隔盐灸 3~5 壮。每日灸 1 次,10 日为 1 个疗程。

(二)方案二

1. 取穴 神阙。

2. 药物 熟附子、肉桂、白芷、川椒、乳香、没药、五灵脂、大青盐、冰片等。

3. 操作 中药共研细末,用黄酒调和制成药饼,置于神阙,上置大炷灸之,每次 8~10 壮,每周 1~2 次。

三、湿热敷

1. 取穴 关元、气海、次髎。

2. 操作

（1）肝郁：取桃仁 10 g、皂角刺 20 g、败酱草 30 g 制成浓缩液，加热，装入热水袋中，用毛巾包住，置于关元、次髎局部热敷 60 min。

（2）肾虚：取透骨草、丹参、吴茱萸、小茴香各 50 g，路路通、淫羊藿各 30 g，细辛 20 g，将药物研粉，用白酒浸透捼匀，装入 20 cm×8 cm 的纱布袋内，入蒸笼中蒸 1 h，取出后用毛布包住，置于关元热敷 60 min，以下腹部微微汗出为佳。

（3）痰湿：取苍术 30 g、益母草 30 g、覆盆子 30 g、香附 30 g、赤芍 30 g、陈皮 20 g、茯苓 50 g、甘草 15 g，将药物研粉，用白醋浸透捼匀，装入 20 cm×8 cm 的纱布袋内，入蒸笼中蒸 1 h，取出后用毛布包住，置于关元、气海热敷 60 min，以下腹部微微汗出为佳。

经来第 1 日开始，每日 1 次，连续 1 个月经周期，3 个月经周期为 1 个疗程。

四、耳穴

1. 取穴　内分泌、肾、内生殖器、皮质下、子宫、卵巢、神门、交感。

2. 操作　用毫针常规操作。亦可用耳穴压丸法并适度按揉，嘱三餐前按压埋豆处 3 min。

五、穴位埋线

1. 取穴　双侧三阴交。

2.操作 按穴位埋线常规操作,植入羊肠线,每月1次。

第十七节 不育

不育是指育龄夫妇同居 2 年以上,性生活正常,未采取任何避孕措施,由于男方原因使女方不能受孕的疾病。多见于精子减少症、无精子症、死精子症、精液不液化、不射精症、逆行射精等。通过精液检查常发现:一次排精量低于 2 mL,射出的精液中无精子或仅有少量活精子,精子总数少于 4000 万,精子密度小于 2000 万/mL,50%以上无活动能力,精液在室温下 60 min 不液化。

本病属中医学"无子""无嗣"范畴,其发生常与禀赋不足、恣情纵欲、劳伤久病等因素有关。本病病位在精宫,与任脉、督脉、冲脉及肾、肝、脾等脏腑有关,尤与肾的关系最为密切。基本病机是肾精亏损,或气滞、血瘀、湿热闭阻精宫。

【诊断要点】男子婚后 2 年以上,性生活正常,未行避孕,不能使女方怀孕。

【主要分型】

(1)肾精亏损:精液量少,或死精过多,或精液黏稠不化,精神疲惫,腰膝酸软,头晕耳鸣。舌淡,脉细弱。

(2)气血虚弱:面色萎黄,懒言乏力,心悸失眠,头晕目眩,纳呆便溏。舌淡,脉细弱。

(3)气滞血瘀:睾丸坠胀,胸闷不舒。舌质暗,脉沉弦。

(4)湿热下注:死精过多,或伴遗精,小便短少,尿后滴白,口苦咽干。舌红,苔黄腻,脉滑数。

一、毫针

1. 主穴 关元、气海、肾俞、太溪、三阴交、足三里。

2. 配穴 肾精亏损配命门;气血虚弱配脾俞、胃俞;气滞血瘀配次髎、蠡沟;湿热下注配秩边、中极。

3. 操作 用毫针常规刺。肾精亏损、气血虚弱者可灸。

二、温针灸

1. 取穴 气海、关元、足三里、三阴交。

2. 操作 按常规温针灸操作,每次每穴灸2壮。

三、艾条灸

1. 取穴 关元、肾俞、足三里。

2. 操作 每日上下午各1次,以温和灸的方式进行。用点燃的艾条对准穴位距离皮肤2~3 cm,每个穴位熏灸约15 min至皮肤出现红晕为度,以患者自觉局部皮肤温热而无灼痛感为宜。

四、铺灸

1. 部位

(1)腰骶部:从肾俞、命门至第五腰椎下之间的督脉及膀胱经第一侧线,及骶部八髎穴区。

(2)小腹部:从神阙到中极的任脉循行线区。

2. 药物 蛇床子100 g、小茴香100 g,研细末瓶装备用;生姜适量,洗净切碎后打碎为泥,备用。

3. 操作 先灸腰骶部,后灸小腹部。

嘱患者先取俯卧位,充分裸露腰骶部,医者以棉签沾少许姜汁涂抹在腰骶部,将中药粉末均匀撒在涂抹姜汁的部位(厚度约2.0 mm);然后将生姜泥制成长方体,铺在药末之上,厚约1.0 cm,长度和宽度宜恰好覆盖施术部位。将艾绒制成宽约3.0 cm、高约2.5 cm,截面为三角形的长条艾炷,铺在生姜泥饼中央,长度稍短于生姜泥饼。在整条艾炷上角点燃,待患者有灼热感至难以忍受时,保留生姜泥饼,更换新艾炷,共3壮。最后去除艾炷,保留尚有余热的药末与生姜泥饼,以胶布固定,待患者感觉生姜泥饼无温热感时,取下所有铺灸材料。

小腹部灸疗时,患者仰卧,裸露腹部穴区,以神阙到中极的任脉循行线区为中线,左右各旁开1.5寸为铺灸的穴区,其余操作同前。每周铺灸2次,间隔3天灸1次,4周为1个疗程,连续治疗3个疗程。

五、隔姜灸

1. 取穴 关元、肾俞、三阴交、神阙。

2. 操作 按常规隔姜灸操作,灸神阙时用食盐填满脐孔后置姜片。一天3壮,隔天进行,连续3个月。

第十八节　乳痈

乳痈是以乳房结块肿痛、乳汁排出不畅,以致结脓成痈为主症的乳房疾病。多发生于产后3~4周的哺乳期妇女,尤以初产妇为多见,又称"产后乳痈"。

乳痈的发生常与乳头皮肤破裂、外邪火毒入侵,或忧思恼怒、恣食厚味等因素有关。本病病位在乳房。因足阳明胃经过乳房,足厥阴肝经至乳下,故本病主要与肝、胃两经关系密切。基本病机是胃热肝郁,火毒凝结。

本病相当于西医学的急性化脓性乳腺炎。

【诊断要点】乳房结块,红肿疼痛。

【主要分型】

(1)气滞热壅(郁乳期):乳房结块,肿胀疼痛,常伴有恶寒发热、全身不适等症。舌红,苔薄白或薄黄,脉浮数。

(2)火毒炽盛(酿脓期):肿块增大,焮红灼热,痛如刀割。舌红,苔黄厚腻,脉弦数或滑数。

(3)毒盛肉腐(溃脓期):肿块中央触之渐软,有应指感,或见乳头有脓汁排出,溃脓后乳房胀痛减轻。舌淡,苔白,脉弱无力。

一、毫针

1. 主穴　足三里、期门、膻中、内关、肩井、乳根。

2. 配穴　肝郁甚配行间;胃热甚配内庭;火毒盛配厉

兑、大敦。

3. 操作　用毫针常规刺,使用泻法。期门、肩井切忌针刺过深,以免伤及内脏;乳根、膻中均可向乳房中心方向平刺。

二、推拿

1. 取穴　曲池、内关、肩井、天宗、期门、梁丘、太冲。

2. 操作　用点、切、按、揉法。先用拇指指腹用重力扪按曲池,每隔 20 s 放松 1 次,反复扪按 3~5 min;再用拇指指尖用力切按内关,反复切按 2~3 min;用拇指指腹用较重力扪按肩井、天宗,反复扪按 2~3 min;轻揉按期门,连续揉按 3~5 min;重按梁丘,反复按 3~5 min;用拇指指尖用力切按太冲,每隔 20 s 放松 1 次,反复切按 2~3 min。每日或隔日 1 次,7 次为 1 个疗程。

三、三棱针

1. 部位　背部肩胛区阳性反应点。反应点为大如小米粒的红色斑点,指压不褪色,稀疏散在,数个至十几个不等。

2. 操作　用三棱针挑刺并挤压出血,刺血后可拔罐。

四、耳穴

1. 主穴　内分泌、肾上腺、胸。

2. 操作　用王不留行贴压揉按,每日 3~5 次。两耳交替,5 次为 1 个疗程。

五、贴敷

(一) 初期

1. 药物　金黄散、四黄膏或玉露膏,新鲜菊花叶、蒲公英或仙人掌、芒硝。

2. 操作　取适量药物外敷于乳房患处。每日换药 1~2 次。

(二) 溃后期

切开脓肿或刺烙排脓引流后,可外敷金黄膏。术后 3 天,每天换药 1~2 次,一般 5~7 天即可彻底排脓。脓尽后改用生肌散收口。若发生袋脓或传囊之变,可以垫棉法加压,弹性绷带束紧,使脓液不滞留,促进愈合。

六、穴位注射

1. 主穴　肩井、膻中、太冲、内庭。

2. 配穴　肝郁加期门、行间;胃热加大椎、梁丘;正虚加足三里、气海。

3. 药物　气滞热壅或热毒炽盛者选用香丹注射液、鱼腥草注射液或清开灵注射液。配穴选用参芪注射液或生脉注射液(不要同时使用两种中药制剂)。

4. 操作　每次选穴 2~3 个,每穴注射 0.5~1.0 mL,1 天 1 次,10 次为 1 个疗程。

第十九节　肩关节周围炎

肩关节周围炎,简称肩周炎,是以肩部疼痛,痛处固定,活动受限为主症的疾病。因本病多发于 50 岁左右的成人,故俗称"五十肩"。后期常出现肩关节的粘连,活动明显受限,又称"肩凝症""冻结肩"等。

肩周炎的发生常与体虚、劳损及风寒侵袭肩部等因素有关。本病病位在肩部筋肉,与手三阳经、手太阴肺经密切相关。基本病机是肩部经络不通或筋肉失于气血温煦和濡养。无论是感受风寒,气血痹阻,或劳作过度、外伤损及筋脉,还是年老气血不足,筋骨失养,皆可导致本病。

【诊断要点】肩周疼痛、酸重,夜间为甚,常因天气变化及劳累而诱发或加重,患者肩前、后或外侧压痛,主动和被动外展、后伸、上举等功能明显受限,后期可出现肌肉萎缩。

【主要分型】

(1)手阳明大肠经型:疼痛以肩前外部为主且压痛明显,肩髃处疼痛或压痛明显,肩外展时疼痛加重。

(2)手少阳三焦经型:疼痛以肩外侧部为主且压痛明显,肩髎处疼痛或压痛明显,肩外展时疼痛加重。

(3)手太阳小肠经型:疼痛以肩后部为主且压痛明显,肩贞、臑俞处疼痛或压痛明显,肩内收时疼痛加重。

(4)手太阴肺经型:疼痛以肩前部为主且压痛明显,中府处疼痛或压痛明显,肩后伸时疼痛加重。

一、毫针

1. 主穴 肩髃、肩髎、肩贞、肩前、阿是穴、阳陵泉、条口透承山。

2. 配穴 手阳明大肠经型配三间;手少阳三焦经型配中渚;手太阳小肠经型配后溪;手太阴肺经型配列缺。

3. 操作 用毫针常规刺,使用泻法或平补平泻法。先刺远端穴,行针后让患者活动肩关节。局部穴位可加灸法。

二、腹针

1. 处方 中脘、商曲(健)、滑肉门三角(患)。

2. 操作 肩部疼痛的范围较大时,以滑肉门为顶点的三角取穴距离延长。肩部疼痛的范围较局限时,以滑肉门为顶点的三角取穴距离缩短(图 9-19-1)。

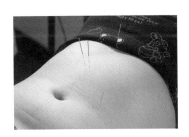

图 9-19-1　腹针(肩周炎)

三、耳穴

1. 取穴 肩、肩关节、锁骨。

2. 配穴 兼有肘以下症状者,配肘、腕、指。

3. 操作 用毫针常规刺,小幅度捻转 5～7 次,留针 30 min。留针期间,嘱患者不断地或间歇地做患肩部的活动。

四、穴位注射

1. 取穴 肩髃、肩髎、阿是穴。

2. 药物 丹参注射液或当归注射液。

3. 操作 按常规行穴位注射,每个部位注射 1～2 mL。

五、针刀

1. 部位 喙突点、结节间沟、肱骨大结节外下部小圆肌止点、肩胛骨外缘压痛点、冈上窝最外缘与冈上肌腱腹结合处。

2. 操作 患侧上肢垂放在腿上,一般选以上 5 个点作为针刀进针点。

(1)喙突点:左手拇指扪及喙突,指尖顶住下缘,右手持针,刀口线与臂丛走向平行,针体向内下方倾斜 60°,紧贴喙突外上缘排切 2～3 刀,松解挛缩的喙肱韧带,深度达韧带深面 1 cm。

(2)结节间沟:刀口线与肱二头肌长头腱平行,针刀体与该平面垂直,刺入肌腱深面,在间沟骨槽面做纵行疏通,横行剥离各 1 次即可。

(3)肱骨大结节外下部小圆肌止点:刀口线与上臂平行,针刀体与大结节骨面垂直,刺达骨面后排切 3 刀即可。

（4）肩胛骨外缘压痛点（大圆肌起点）：刀口线与小圆肌肌纤维平行，针刀体与腋下皮面成 75°刺入，达肩胛骨外缘骨面，做纵行疏通与横行剥离，亦可切开 2~3 刀。

（5）冈上窝最外缘与冈上肌腱腹结合处：在肩峰内缘1.5 cm 处进针刀，刀口线与冈上肌走向平行，针体向外下倾斜 15°，深达冈上窝骨面，将冈上肌腱腹结合处沿骨面铲起松解，术毕，贴创可贴。

六、浮针

1. 部位 阿是穴。

2. 操作 按常规浮针操作，可留置套管 24 h，肩部做日常活动和功能锻炼。每天 1 次或 2 天 1 次。

七、推拿

1. 取穴 肩井、肩后、天宗、肩髃、曲池等。

2. 操作 急性期选择轻柔理筋手法，如擦法、揉法等，并点按局部穴位如肩井、肩后、天宗、肩髃、曲池等。粘连期使用点、按、弹、拨等较深透的手法，适当使用活动关节类手法松解粘连。恢复期用擦法、点按、弹拨及摆动类手法。

八、雷火灸

1. 取穴或部位 大椎、肩井、肩俞、阿是穴、曲池、十指冲（患）。

2. 操作　点燃 1 或 2 支灸条,固定在灸具上。距离皮肤 2~3 cm,用小回旋法、横行灸法、斜向灸法等手法,每移动灸 8 次为 1 壮,每壮之间用手压一下皮肤,把肩关节及肩关节周围部肌肉、软组织熏红,以深部组织发热为度,最少灸 15 min。

灸大椎、肩井、肩俞、阿是穴、曲池、患侧十指冲时,用雀啄法,距离皮肤 1.5 cm,每雀啄 10 次为 1 壮,每穴各雀啄 7 壮。每天灸 1 次,每 10 天为 1 个疗程,可灸 1~3 个疗程,每疗程之间休息 3~5 天。

九、刺络拔罐

1. 取穴　肩部阿是穴。

2. 操作　按常规刺络拔罐,2~3 天治疗 1 次。

第二十节　腱鞘囊肿

腱鞘囊肿是发生于关节部腱鞘内的囊性肿物,内含有无色透明或淡黄色、橙色的浓稠黏液。腱鞘囊肿呈现半球形囊性肿物,高出皮肤,触之有弹性或质地坚韧,边界清楚,活动度好,无明显自觉症状,压之稍有酸痛感,关节功能不受限或轻度受限。易发部位为腕关节背部、腕关节的掌侧面、手指背面和掌面、足背部、趾背面和腕关节的侧面等,其中手腕部腱鞘囊肿最为常见。

腱鞘囊肿属中医学"筋结""筋瘤"范畴,其发生常与患部关节过度活动、反复持重、慢性劳损、外伤等因素有关。本病病位在筋,属经筋病。基本病机为经筋劳伤,气津凝滞。

一、毫针

1. 主穴 囊肿局部阿是穴。

2. 配穴 发于腕背加外关;发于足背加解溪。

3. 操作 采用扬刺法。先在囊肿正中直刺一针,以透达囊肿根部为准;再在囊肿的上下左右及上下左右的角平分线方向各斜刺一针,针尖都朝向正中,以透达囊肿基底部为准。留针 30 min,每 15 min 行针 1 次,出针后不按压针孔。

二、温针灸

1. 主穴

(1)桡骨茎突部狭窄性腱鞘囊肿:取阿是穴、阳溪、列缺、合谷。

(2)拇长屈肌腱鞘囊肿:取阿是穴、合谷、鱼际、孔最。

(3)肱二头肌长头腱鞘囊肿:取阿是穴、肩髃、肩髎、臂臑。

2. 配穴 合谷、三阴交、阳陵泉。

3. 操作 常规温针灸,每次每穴灸 2~3 壮。每日 1 次,5 次为 1 个疗程。

三、火针

1. 取穴 囊肿局部阿是穴。

2. 操作 在囊肿上选 2~3 个点作标记,待火针烧红后,迅速点刺。出针后,用手指由轻而重挤出囊液,并用消毒纱布加压敷盖。每周 1 次。如未愈,可再行治疗。

四、三棱针

1. 取穴 阿是穴。

2. 操作 常规消毒囊肿局部,持三棱针对准囊肿高点迅速刺入,将表层囊壁刺破,并向四周多向深刺,但勿透过囊壁的下层,摇大针孔,出针,然后用力挤压囊肿,尽量使囊内液体全部排出,加压包扎 3~5 日。一般 1 次即可。若囊肿复发,可于 1 周后再行治疗 1 次。

五、针刀

1. 部位 囊肿部。

2. 操作 医者左手固定囊肿,避开周围重要血管、神经。右手持Ⅰ型 4 号直形针刀,刀口线与囊肿部位肌腱走行方向一致,针体垂直于皮肤,于囊肿最高点刺入囊内,勿刺破囊下壁,略上提针刀,令针体倾斜,运用纵行切割法,分别将上、下、左、右四个方向的囊壁切开。出针后,用双手的食指及拇指向囊肿中心进行挤压,排出果冻样胶状黏液,边挤边擦去黏液,至囊肿平复为止。用创可贴贴敷创口,创口 3 日勿沾水,保持清洁干燥以防止感染。

六、贴敷

1. 处方 红花 3 g、桃仁 2 g、山栀子 4 g、川芎 3 g、赤芍 3 g、皂角 3 g、乳香 3 g、没药 3 g、三棱 2 g、莪术 2 g、桂枝 2 g、当归 2 g。

2. 操作 将诸药晒干或焙干,研成极细粉末,过筛,视肿块大小,取适当粉末,加少许面粉及适量白酒,调匀成较稠的糊状,外敷于肿块上,遮盖整个肿块,厚度以 1~2 mm 为佳,外加一小块塑料薄膜覆盖,再以绷带包扎固定,注意要松紧适宜,每日换药 1 次(图 9-20-1)。

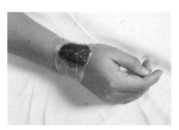

图 9-20-1　贴敷(腱鞘囊肿)

七、雷火灸

1. 取穴 阿是穴。

2. 操作 雷火灸阿是穴至疼痛缓解。每日 1~2 次,10 次为 1 个疗程。

第二十一节　带状疱疹

带状疱疹,又称"缠腰火丹""蛇丹""蛇窠疮""蜘蛛疮""火带疮"等,是由水痘-带状疱疹病毒引起的急性感染性皮肤病。一般有单侧性和按神经节段分布的特点。初起,局部皮肤感烧灼刺痛,旋即发红,出现粟粒或豌豆大的水疱,累累如串珠,常呈条带状排列,疱液先为透明,后转混浊,并伴有疼痛,年龄愈大,神经痛愈重。

带状疱疹的发生常与情志不畅、过食辛辣厚味、感受火热时毒等因素有关。本病病位主要在肝、脾两经。基本病机是火毒湿热蕴蒸于肌肤、经络。

【诊断要点】初起时先觉发病部位皮肤灼热刺痛,皮色发红,继则出现簇集性粟粒大小丘状疱疹,多呈带状排列,多发生于身体一侧,以腰、胁部为最常见。疱疹消失后部分患者可遗留疼痛感。

【主要分型】

(1)肝经郁热:疱疹色鲜红,灼热刺痛,口苦,心烦易怒。舌红,脉弦数。

(2)脾胃湿热:疱疹色淡红,起黄白水疱或渗水糜烂,身重腹胀,脘痞便溏。舌红,苔黄腻,脉濡数。

(3)瘀血阻络:疱疹消失后,遗留疼痛。舌紫暗,苔薄白,脉弦细。

一、毫针

1. 主穴　阿是穴、夹脊。

2. 配穴　肝经郁热配行间、大敦、阳陵泉;脾经湿热配隐白、内庭;瘀血阻络配血海、三阴交。

3. 操作　用泻法。皮损局部阿是穴用围针法,即在疱疹带的头、尾各刺一针,两旁则根据疱疹带的大小选取1~3点,向疱疹带中央沿皮平刺,也可在阿是穴散刺出血后加拔火罐。大敦、隐白可点刺出血,刺络拔罐时每穴每次2~5 mL,点刺时每穴每次5~6滴。

二、皮肤针

1. 取穴　局部阿是穴。

2. 操作　用皮肤针叩刺出血后,加艾条灸。用于疱疹后遗神经痛。

三、穴位注射

1. 取穴　肝俞、相应夹脊、足三里。

2. 药物　维生素 B_1 注射液或维生素 B_{12} 注射液。

3. 操作　每穴注射 0.5~2 mL。

四、耳穴

1. 取穴　肝、脾、神门、肾上腺及疱疹所在部位相应耳穴。

2. 操作　毫针刺法,或埋针法、耳穴压丸法。

五、刺络拔罐

1. 取穴　肝俞、膈俞、局部皮损区。

2. 操作　用三棱针快速点刺出血,加拔火罐,至血止时起罐,然后用碘伏棉球清洁皮肤,隔日治疗,每周2~3次(图9-21-1)。

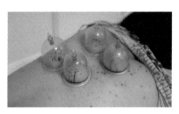

图9-21-1　刺络放血(带状疱疹)

第二十二节　麦粒肿

麦粒肿是指胞睑边缘出现的小硬结,红肿疼痛,形似麦粒,易于溃脓的眼病,又名"针眼""土疳",俗称"偷针眼"。

麦粒肿的发生常与外感风热、热毒上攻或脾胃湿热等因素有关。本病病位在眼睑,眼睑属脾,太阳为目上纲,阳明为目下纲,故本病与足太阳膀胱经、足阳明胃经及脾胃关系密切。基本病机是热邪结聚于胞睑。

西医学认为本病是指眼睑腺体组织的急性化脓性炎症,即睑腺炎。

【诊断要点】 胞睑边缘生小硬结,红肿疼痛并渐行扩大;数日后硬结顶端出现黄色脓点,破溃后脓自流出。

【主要分型】

(1)风热外袭:多发于上睑,初起痒痛微作,局部硬结微红肿,触痛明显,或伴有头痛发热,全身不适。舌红,苔薄黄,脉浮数。

(2)热毒炽盛:多发于下睑,胞睑红肿,硬结较大,灼热疼痛,有黄白色脓点,或见白睛壅肿,口渴喜饮,便秘尿赤。舌红,苔黄或腻,脉数。

(3)脾胃湿热:多发于下睑,麦粒肿屡发,红肿不甚,或经久难消,伴有口黏口臭,腹胀便秘。舌红,苔黄腻,脉数。

一、毫针

1. 主穴 攒竹、太阳、厉兑。

2. 配穴 风热外袭配外关、风池;热毒炽盛配曲池、大椎;脾胃湿热配阴陵泉、内庭。

3. 操作 用毫针常规刺,用泻法。攒竹、太阳、厉兑均可点刺出血;攒竹可透鱼腰、丝竹空。

二、三棱针

(一)处方一

1. 部位 背部肩胛区。

2. 操作 在背部肩胛区足太阳膀胱经的循行区域内发现一些如小米粒大小的小红点,稍高于皮肤,少则一二十个,多则数十个,可用三棱针点刺或挑刺出血,再用手挤捏点刺部位,使其出血,血变而止。若无反应点,可用三棱针点刺足中趾趾腹,一般在靠近趾甲处点刺出血。

(二) 处方二

1. 取穴 耳尖。

2. 操作 刺络出血。把耳朵从后向前对折,耳轮上部顶端处即为耳尖。先用手指按摩耳廓使其充血,消毒2遍。医者戴手套,左手固定耳廓,右手持针以垂直方向快速刺破耳尖皮肤(深度为 1~2 mm),随即将针迅速退出。用手指轻轻挤压针孔周围的耳廓,使其出血 5~10 滴。换另一侧耳尖。每天 1 次或隔天 1 次,3 次为 1 个疗程。

视频(耳尖放血)

三、耳穴

1. 取穴 眼、肝、脾、耳尖。

2. 操作 毫针刺法,强刺激。

四、刺络拔罐

1. 取穴 大椎。

2. 操作 用三棱针散刺后拔罐。

第二十三节　近视

近视是以视近物清晰,视远物模糊为临床特征的眼病,古称"能近怯远症"。

近视的发生常与禀赋不足、劳心伤神和不良用眼习惯有关。本病病位在眼。因肝经连目系,心经系目系,肾为先天之本,脾为生化之源,故本病与心、肝、脾、肾关系密切。多因先天禀赋不足,后天发育不良,劳心伤神,心阳耗损,使心、肝、肾气血亏虚,加上用眼不当而致。基本病机是目络瘀阻,目失所养。

本病即西医学的近视眼,为眼科屈光不正疾病之一。

【诊断要点】视近物清晰,视远物模糊,视力减退。

【主要分型】

(1)肝肾亏虚:双目干涩,头晕耳鸣,夜寐多梦,腰膝酸软。舌淡,少苔,脉细尺弱。

(2)心脾两虚:目视疲劳,双目喜闭,面白神疲,失眠健忘,食欲不振,纳呆便溏。舌淡,苔薄白,脉细弱。

一、毫针

1. 主穴 睛明、承泣、四白、太阳、风池、光明。

2. 配穴 肝肾亏虚配肝俞、肾俞;心脾两虚配心俞、脾俞。

3. 操作 针刺睛明、承泣时应注意固定眼球,轻柔进针,不行提插捻转手法,出针时按压针孔片刻;针刺风池时注意把握针刺的方向、角度和深度,切忌向上深刺,以免刺入枕骨大孔;针刺光明时针尖宜朝上斜刺,使针感向上传导。余穴常规针刺。

二、推拿

1. 取穴 太阳、阳白、印堂、睛明、攒竹、鱼腰、丝竹空、养老、光明。

2. 操作 患者取仰卧位,双目微闭,医者用一指禅推法或按揉法从右侧太阳处慢慢地推向右侧阳白,然后经过印堂、左侧阳白,推到左侧太阳处为止。再从左侧太阳开始,经左侧阳白、印堂、右侧阳白,到右侧太阳为止,反复操作5遍。用双手拇指端或中指端轻揉双侧睛明、攒竹、鱼腰、丝竹空、太阳等穴,每穴1 min。用双手拇指指腹分抹上下眼眶,从内向外反复分抹3 min左右。用拇指端按揉养老、光明,每穴1 min。

三、耳穴

1. 主穴　眼、肝、脾、肾、心、皮质下。

2. 配穴　额、神门、枕、颈、胃。

3. 操作　取主穴加配穴2~3个,用毫针直刺,留针15~30 min,或行耳穴压丸,每日适度按揉3~5次,每次1~2 min,3~4天换1次,4周为1个疗程。

四、中药熏蒸

1. 药物　金银花、连翘、菊花、蝉蜕、红花、丝瓜络、荆芥、防风、蒲公英各15 g,桂枝、丁香、昆布各30 g。

2. 操作　患者取坐位。将上述中药混合均匀后,倒入高压锅内,加水2000 mL左右,接通电源,加热至出蒸汽时,打开开关,药蒸汽通过软管持续熏蒸患者眼部。每次15 min,每天1次,2周为1个疗程。注意控制温度,避免眼部烫伤。

五、艾灸

1. 取穴　睛明、攒竹、鱼腰、瞳子髎、四白、风池、合谷、翳风、足三里、三阴交、光明。

2. 操作 患者取坐位,头直立,稍后仰,双眼闭目,取艾炷约 3 cm 长,点燃后固定于温灸器内,将温灸器固定于穴位处,使眼部皮肤发热微红,然后另灸风池、心(耳穴)、耳垂处、翳风,灸后嘱患者闭目休息,每次治疗约 30 min,每天 1 次,2 周为 1 个疗程。

六、头针

1. 取穴 枕上正中线、枕上旁线。
2. 操作 使用头针常规针刺。

第二十四节 耳鸣、耳聋

耳鸣以耳内鸣响,如蝉如潮,妨碍听觉为主症;耳聋以听力不同程度减退或失听为主症。临床上耳鸣、耳聋既可单独出现,亦可先后发生或同时并见。

耳鸣、耳聋的发生常与外感风邪、情志失畅、久病虚弱、年老体弱等因素有关。本病病位在耳,肾开窍于耳,少阳经入于耳中,故本病与胆、肾关系密切。实证多因外感风邪或肝胆郁火循经上扰清窍;虚证多因肾精亏虚,耳窍失养。基本病机是邪扰耳窍或耳窍失养。

西医学中,耳鸣、耳聋多见于耳科疾病、高血压病、动脉硬化、脑血管疾病、贫血、红细胞增多症、糖尿病、感染性疾病、药物中毒及外伤性疾病。

【诊断要点】耳鸣、耳聋。

【主要分型】

(1)外感风邪:初起多有感冒症状,继之猝然耳鸣、耳聋、耳闷胀,伴头痛、恶风、发热、口干。舌质红,苔薄白或薄黄,脉浮数。

(2)肝胆火盛:耳鸣、耳聋每于郁怒之后突发或加重,兼有耳胀、耳痛,伴头痛面赤,口苦咽干,心烦易怒,大便秘结。舌红,苔黄,脉弦数。

(3)肾精亏虚:久病耳聋或耳鸣时作时止,声细调低,按之鸣声减弱,劳累后加剧,伴头晕、腰酸、遗精。舌红,苔少,脉细。

一、毫针

(一)实证

1. 主穴 翳风、听会、中渚、侠溪。

2. 配穴 外感风邪配外关、合谷;肝胆火盛配太冲、丘墟。

3. 操作 听会、翳风的针感宜向耳底或耳周传导为佳;余穴常规刺,用泻法。

(二)虚证

1. 主穴 太溪、肾俞、听宫、翳风。

2. 操作 听宫、翳风的针感宜向耳底或耳周传导为佳;余穴常规刺,用补法;太溪、肾俞可加温灸或温针灸。

二、推拿

1. 取穴 双侧晕听区(耳尖直上1.5 cm,向前后各引

2 cm 的水平线,此长 4 cm 的水平线即为晕听区)及患侧耳门、翳风、听会、听宫。

2. 操作　患者取坐位或仰卧位,医者用拇指点揉双侧晕听区及患侧耳门、翳风、听会、听宫。

三、穴位注射

1. 取穴　听宫、翳风,均为患侧。

2. 药物　维生素 B_1 注射液、维生素 B_{12} 注射液、甲钴胺注射液。

3. 操作　常规消毒局部后每穴分别注入药液 0.5 mL,每日 1 次或隔日 1 次。

四、耳穴

1. 取穴　皮质下、内分泌、肝、肾、外耳、内耳。

2. 操作　用毫针直刺,留针 15～30 min,或行耳穴压丸(图 9-24-1)。

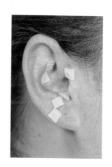

图 9-24-1　耳穴(耳鸣、耳聋)

五、雷火灸

1. 部位　患侧耳部,耳门、翳风、曲池、合谷、肾俞。

2. 操作　患者取坐位。先顺时针用螺旋形灸法灸患侧耳部,熏红耳前后部(距离皮肤 2～3 cm,10 次/壮),以雀啄法灸耳孔(距离皮肤2 cm,8 次/壮,共灸8 壮),再用同样的方法灸对侧耳部。然后用纵行灸法灸印堂至鼻根部,灸至皮肤、深部组织发热为度(距离2~3 cm,8 次/壮)。用雀啄法灸耳门、翳风、曲池、合谷、肾俞(距离皮肤2~3 cm,8 次/壮,8 壮/穴)。每天1 次,10 次为1 个疗程,灸1~3 个疗程,中间可间歇3~5 天,耳鸣、耳聋严重者,可适当增加疗程(图9-24-2)。

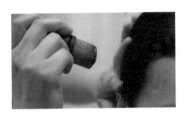

图9-24-2　雷火灸(耳鸣、耳聋)

第二十五节　小儿脑瘫

小儿脑性瘫痪是指小儿因多种原因造成脑实质性损害,出现的非进行性、中枢性运动功能障碍性疾病,以瘫痪为主症,简称小儿脑瘫。多在出生后或婴幼儿时期发病,临床可表现为偏瘫、截瘫、单瘫或四肢瘫,肌张力增高、肌力减退,腱反射亢进;或肌肉痉挛,手足徐动;或共济失调;有的可伴有生长发育迟缓、智力低下、癫痫发作等。

小儿脑瘫属中医学"五迟""五软"等范畴,其发生常与先天禀赋不足、分娩时难产或产伤、脐带绕颈、后天失养等因素有关。本病病位在脑,与五脏密切相关。基本病机是脑髓失充,五脏不足。

【诊断要点】智力低下,发育迟缓,四肢运动障碍。

【主要分型】

(1)肝肾不足:筋骨瘦弱,发育迟缓,站立、行走或长齿等明显迟于正常同龄小儿,目无神采,反应迟钝。舌质淡,苔薄白,脉细。

(2)心脾两虚:语言发育迟缓,精神倦怠,神情呆滞,流涎不止,四肢痿软,头项无力,食少便溏。舌淡,苔白,脉细弱。

一、毫针

(一) 处方一

1.主穴 百会、风府、四神聪、悬钟。

2.配穴 肝肾不足配肝俞、肾俞;心脾两虚配心俞、脾俞。上肢瘫痪配肩髃、曲池;下肢瘫痪配环跳、阳陵泉;语言障碍配哑门、通里。

3.操作 用毫针常规刺,用补法,也可用灸法。四神聪可向百会透刺。风府朝下颌方向针刺,切勿向上深刺,以免误入枕骨大孔。

(二) 处方二(靳三针)

1.主穴 四神针(百会前、后、左、右旁开1.5寸各一针)、脑三针(脑户、左右脑空)、颞三针(耳尖直上,发际上2寸为第一针,在第一针水平向前后各旁开1寸为第

二、第三针)。

2. 配穴 智力低下配智三针(神庭、左右本神);平衡障碍配脑三针;语言障碍、流涎配舌三针(上廉泉及其左右各旁开 0.8 寸)、口肌针(地仓透颊车、口禾髎、迎香);视力障碍配脑三针、眼三针(睛明上 2 分及正对瞳孔的上、下眼眶缘)、定神针(印堂上 5 分及左右阳白上 5 分)、面肌针(口肌针、眼肌针、四白、下眼睑、阿是穴)。

3. 操作 选用尺寸合适的一次性毫针,针体与头皮成 15°~30°,快速进针,刺入帽状腱膜下,以 200 次/分的频率快速转 1~3 min,留针 30~60 min,15~20 min 行针 1 次,每日 1 次,30 次为 1 个疗程。休息 3~5 天,继续下 1 个疗程。肝肾不足型患儿主要以补法为主,泻法为辅,可以适当加大刺激强度,如患儿配合,则尽量留针;脾胃虚弱型患儿则以补法为主,或平补平泻,不宜采用强刺激,也不宜长时间留针;气滞血瘀型患儿应以泻法为主,泻中有补,补泻结合。

二、头针

1. 取穴 额中线、顶颞前斜线、顶旁 1 线、顶旁 2 线、顶中线、颞后线、枕下旁线。

2. 操作 每次选 2~3 条穴线,头针常规刺法。

三、推拿

(一)肝肾不足型

1. 取穴或部位 肾经(小指末节螺纹面)、肾顶(小指顶端)、肾俞、肝经(食指末节螺纹面)、关元、三关、足三里、太溪、百会、脊、二马(手背无名指及小指掌指关节后陷中)等。

2. 操作 补肾经 1 min,揉肾顶 1 min,清补肝经 1 min,揉二马 1 min,推三关 300 次;揉关元 1 min,按揉足三里 1 min,点按太溪 1 min;捏脊 3 遍,揉肾俞 1 min,配合推三关、按揉足三里;按揉百会 1 min。

(二)脾肾两虚型

1. 取穴或部位 关元、气海、外劳宫、脾经、肾俞、中脘、腹、脊、足三里、肾经等。

2. 操作 揉关元、气海、中脘、外劳宫,各 1 min;摩腹 1 min,揉中脘 1 min,按揉足三里 1 min,补肾经 1 min,揉肾俞 1 min,捏脊 3 遍,补脾经 1 min。

(三)气血虚弱型

1. 取穴或部位 脾经、肺经(无名指末节螺纹面)、关元、足三里、血海、心俞、脾俞、脐、腰俞、百会等。

2. 操作 推脾经 1 min,推肺经 1 min,揉关元 1 min,按揉血海 1 min,按揉足三里 1 min,揉脾俞 1 min,揉心俞 1 min,揉腰俞 1 min,配合揉脐 1 min;按揉百会 1 min。

(四)脾虚水泛型

1. 取穴或部位 脾经、脾俞、胃经(拇指近端指节掌面)、胃俞、中脘、腹、足三里、脊、外劳宫、箕门、小肠(小指尺侧,自小指端到指根成一直线)、丹田、百会等穴。

2. 操作 推脾经 1 min,推胃经 1 min,揉外劳宫 1

min,揉丹田 1 min,揉中脘 1 min,按揉足三里 1 min,推箕门 1 min,清小肠 1 min,配合揉丹田、揉脾俞 1 min,揉胃俞 1 min,配合摩腹、捏脊、按揉百会 1 min。

四、皮内针

1.取穴 脾俞、肾俞。

2.操作 常规皮下埋针,每周 2 次,2 次间休息 1 天,4 周为 1 个疗程。

五、耳穴

1.取穴 枕、皮质下、心、肾、肝、脾、交感、神门。

2.操作 每次选用 2~4 穴。行耳穴压丸,并适度按揉。

第二十六节 高血压病

高血压病是一种常见的慢性疾病,以安静状态下持续性动脉血压增高(BP140/90 mmHg 或 18.7/12.0 kPa 以上)为主要表现。高血压病临床上可分为原发性高血压病和继发性高血压病两类,病因不明者称为原发性高血压病;若高血压是由某一种明确而独立的疾病引起的,称为继发性高血压病。高血压病初期可见头晕、头痛、胸闷、烦躁、失眠、注意力不集中等,后期会严重影响心、脑、肾等脏器。

高血压病属中医学"头痛""眩晕""肝风"等范畴,其发生常与情志失调、饮食失节、内伤虚损等因素有关。本病的病变与肝、肾关系密切。基本病机是肾阴不足、肝阳偏亢。

【诊断要点】 常见头痛,头晕,头胀,眼花,耳鸣,心悸,失眠,健忘等。重者出现脑、心、肾、眼底等器质性损害和功能障碍。

【主要分型】

(1)肝火亢盛:兼见心烦易怒,面红目赤,口苦。舌红,苔黄,脉弦。

(2)阴虚阳亢:兼见头重脚轻,耳鸣,五心烦热,失眠,健忘。舌红,苔少,脉弦细而数。

(3)痰湿壅盛:兼见头重如蒙,食少脘痞,呕恶痰涎。舌淡,苔白腻,脉弦滑。

(4)气虚血瘀:兼见面色萎黄,心悸怔忡,气短乏力,唇甲青紫。舌质紫暗或有瘀点,脉细涩。

(5)阴阳两虚:兼见面色晦暗,耳鸣,腰腿酸软,夜间多尿,时有浮肿。舌淡或红,苔薄,脉沉细。

一、毫针

1.主穴 风池、太冲、合谷、百会、曲池、三阴交。

2.配穴 肝火亢盛配行间;阴虚阳亢配肾俞、肝俞;痰湿壅盛配丰隆、中脘;气虚血瘀配足三里、膈俞;阴阳两虚配关元、肾俞。

3.操作 刺风池时针尖微向下,向鼻尖方向斜刺0.8~1.2寸;刺太冲时可向涌泉透刺;其他腧穴常规针刺。痰湿壅盛、气虚血瘀、阴阳两虚者,百会可加灸法。

二、艾灸

1. 取穴　百会、足三里、涌泉。

2. 操作　采用温和灸或雀啄灸,每穴灸5 min,1 天 1 次,10 天为 1 个疗程。注意患者的反应。

视频(艾灸用于高血压)

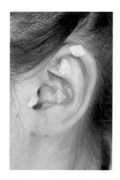

图 9-26-1　耳穴(高血压病)

三、耳穴

1. 取穴　耳尖、肝、心、神门、耳背沟、肾上腺、内分泌。

2. 操作　毫针刺或耳穴压丸,或埋针(图 9-26-1)。

四、三棱针

1. 取穴　耳尖。

2. 操作　先在耳尖按揉 2～3 min,用三棱针点刺耳尖,出血 5～7 滴,每周 1 次。

五、拔罐

1. 取穴　心俞、肝俞、胆俞、肾俞、三阴交。

2. 操作　闪火法拔罐,留罐 5～10 min。1 周治疗 1 次。或在背部行走罐法。

六、刮痧

1. 取穴　印堂、太阳、曲池、内关、足三里、三阴交、太冲、大椎及背部两侧膀胱经。

2. 操作　先仰卧位取穴，采用面刮法由上到下刮拭每穴 3~5 min；再取俯卧位，采用面刮法由上到下刮拭大椎及背部两侧膀胱经，以出痧为度。7~10 天治疗 1 次。

七、中药熏洗

1. 药物　夏枯草 30 g，石决明、菊花、钩藤、桑叶、牛膝各 20 g。

2. 操作　将上述药物装入无纺布袋中，加水 2000 mL 煮沸，待水温 40 ℃时泡洗双足部。每次 30~40 min，每日 1 次。

八、穴位贴敷

（一）处方一

1. 取穴　涌泉。

2. 操作　取吴茱萸适量，研细末，用醋调成膏状，贴敷，外用胶布固定。贴敷 12~24 h 后更换（图 9-26-2）。

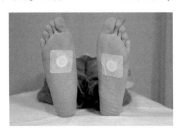

图 9-26-2　穴位贴敷（高血压病，涌泉）

(二) 处方二

1. 取穴　肝俞、三阴交、太冲、涌泉。

2. 操作　取吴茱萸 10 g、黄连 6 g,研末,取少许药末与姜汁调和,做成直径 1 cm 的药丸,贴敷在穴位上,外用医用橡皮膏固定。每天贴敷 1 次,每次贴敷 4~6 h,7 天为 1 个疗程。

九、推拿

(一) 头面颈项部

1. 取穴　桥弓(颈部翳风至缺盆的连线,位于人体颈两侧胸锁乳突肌上)、印堂、太阳、百会、风池、风府、睛明、角孙、大椎等。

2. 手法　推法、拿法、抹法、揉法、扫散法、按法、擦法。

3. 操作　患者取坐位。自上而下用推法推桥弓,先推左侧,后推右侧,每侧约 1 min;用大鱼际使用揉法,从印堂直线向上到发际,往返 4~5 次,再从印堂沿眉弓至太阳,往返 4~5 次;然后以拇指推印堂到一侧睛明,绕眼眶治疗,两侧交替进行,每侧 3~4 次,时间约 4 min;用揉法在额部治疗,从一侧太阳至另一侧太阳,往返 3~4 次;再用扫散法在头侧足少阳胆经循行部位,自前上方向后下方治疗,每侧 20~30 次;然后用抹法在前额及面部治疗,配合按角孙、睛明、太阳,时间约 3 min;头顶部用五指拿法,至颈项部改用三指拿法,沿颈椎两侧拿至大椎两侧,重复 3~4 次,配合按拿百会、风池;用拇指揉法,以风府沿颈椎向下到大椎往返治疗;再在颈椎两侧膀胱经用㨰法往返治疗,时间约 4 min,最后回至面部用分法自前额至迎香往返操作 2~3 次。

(二) 腰部及足底

1. 取穴　肾俞、命门、涌泉。

2. 手法　擦法。

3. 操作　横擦腰部肾俞、命门一线,以透热为度;直擦足底涌泉,以透热为度。

第二十七节　膝关节炎

膝关节炎又称骨性膝关节炎,是一种以膝关节软骨出现原发性或继发性退行性改变,并伴有软骨下骨质增生,从而使关节逐渐被破坏甚至产生畸形,影响膝关节功能的一种退行性疾病。主要表现:膝关节疼痛、肿胀、僵硬和功能障碍;髌骨下疼痛可有摩擦感,上下楼梯或坐位起立时明显;关节肿胀积液可自行消退又反复发作;关节活动减少,疼痛加重,关节出现僵硬、不稳、屈伸活动范围减少的现象。病情逐渐发展可导致骨缘增大,出现内翻或外翻畸形。

膝关节炎属中医"痹证""骨痹"范畴,其发生常与劳伤、行走过多或跑跳跌撞等因素有关。病位在膝部筋骨,病因病机主要是肝肾不足、风寒湿邪气外侵,属本虚标实之证。基本病机是气血瘀滞,筋骨失养。

【诊断要点】膝关节疼痛及活动功能障碍。

【主要分型】

(1)寒湿证:膝关节冷痛肿胀,遇冷加重,得温则减。舌质淡,苔白滑,脉沉迟。

(2)瘀血证:膝关节疼痛剧烈,痛如针刺,痛处固定不移,夜间加重,伴有外伤史。舌质紫暗,或有瘀斑,脉涩。

(3)肝肾亏虚:膝关节痛势隐隐,喜揉喜按,劳则加重。舌淡,脉细。

一、毫针

1. 主穴 膝眼、梁丘、阳陵泉、血海、阿是穴、大杼。

2. 配穴 寒湿证配腰阳关;瘀血证配膈俞;肝肾亏虚配肝俞、肾俞、气海。

3. 操作 用毫针常规刺,可加电针,或加灸法。

4. 注意事项

(1)注意排除骨结核、骨肿瘤,以免延误病情。

(2)治疗期间注意关节的保暖,避免风寒湿邪的侵袭,同时避免病变关节过度应力和承重,减少活动。

二、温针灸

1. 主穴 膝眼、阳陵泉、阴陵泉、足三里、梁丘、血海、阿是穴。

2. 配穴 阳虚寒凝、疼痛较重、遇寒尤甚者,加命门、关元;筋脉瘀滞、关节功能受限者,加肾俞、承山;脾肾两虚、湿着关节甚或肿胀者,加肾俞、三阴交。

3. 操作　按常规温针灸操作。时间为 20 min 左右，以皮肤潮红为宜。每天或隔天 1 次，10 次为 1 个疗程，疗程之间休息 3~5 天。

4. 注意事项　膝关节红肿热痛及阴虚有热者慎用。

三、浮针

1. 部位　寻找膝关节疼痛患肌。

使待查膝关节屈曲 160° 左右，保持放松状态；医者将 2 个拇指叠加，分别从髌骨的 4 个角向中央推动髌骨，用力柔和、速度缓慢；从某一个髌骨角推动时，患者出现疼痛，或者有护痛躲避的行为，或者医者手下有摩擦感时，即可确定膝关节的疼痛点；标注该疼痛点，然后以解剖系统为线索查找患肌。

该病主要患肌分布规律：一般对应内侧（内上方、内下方）疼痛点的患肌多在大小腿的内侧，比如比目鱼肌、腓肠肌内侧头、股四头肌的股内侧肌、缝匠肌等；对应外侧（外上方、外下方）疼痛点的患肌在大小腿的外侧，如腓骨长肌、腓肠肌外侧头、阔筋膜张肌、股四头肌的股外侧肌等。

2. 操作　确定患肌后，在患肌边界外选择进针点，或上或下，或左或右，针尖朝向患肌肌腹，浮针扫散与患肌再灌注操作同时进行。

（1）进针部位选取腓肠肌内侧头下段：踝关节跖屈抗阻、踝关节内翻抗阻、俯卧位屈膝抗阻。

（2）进针部位选取胫骨前肌与腓骨长肌下段之间：踝关节背伸抗阻、踝关节外翻抗阻、侧卧位髋关节外展抗阻、平卧位伸膝抬高下肢抗阻。

（3）进针部位选取股四头肌下段：伸膝关节抗阻。

（4）进针部位选取股四头肌上段：伸膝关节抗阻、踝关节背伸+伸膝关节抗阻、踝关节背伸抗阻。

（5）进针部位选取腹部腹直肌上段：屈髋抗阻、伸膝抬高下肢抗阻。

（6）进针部位选取比目鱼肌下段：踝关节跖屈抗阻、屈膝抗阻。

四、针刀

1. 进针点 腓肠肌内外侧头、腘弓状韧带、大收肌结节、内侧关节间隙、半膜肌止点、内外膝眼为治疗靶点，针对压痛点、能触及的条索或硬结处进行针刀松解。

2. 操作 患者取平卧位，暴露患膝关节，医者戴无菌手套，消毒局部，采用小针刀，使刀口线与身体纵轴平行，快速垂直进刀；到达骨面后稍退刀，行纵行疏通、横行剥离，待刀下有疏松感后出刀。术毕用无菌纱布按压刀口 30 s，用碘伏消毒，以无菌纱布覆盖。治疗结束后行被动牵拉及活动膝关节，嘱患者 24 h 内禁止接触术部以防感染。

五、艾灸

1. 取穴 膝眼、足三里、阳陵泉、阿是穴。

2. 操作

（1）艾炷灸：患者取坐位或仰卧位，将艾绒做成大小适宜的圆锥形艾炷施灸，可直接放在皮肤上，患者感觉皮肤发烫时移去艾炷,或者在皮肤上置姜片或附子饼后再置艾炷进行施灸,一般灸5~10壮,以局部皮肤潮红为度。

(2)艾条灸:患者取坐位,将艾条一端点燃,于穴位上方2~3 cm处施灸,可先行回旋灸,继而行雀啄灸、温和灸,至患者局部温热而无灼痛感为宜,施灸15~20 min。

(3)亦可利用一定的温灸器进行施灸。每天或隔天1次,10次为1个疗程,疗程之间休息3天。

3. 注意 膝关节红肿热痛及阴虚有热者应慎用。老年人对温热的感觉较迟钝,要注意局部皮肤的温度,防止烫伤。

六、推拿

1. 放松手法

(1)揉法:用左手或右手掌根或大鱼际着力,在股四头肌上自上而下做有节律的螺旋形(正、反均可)运动,反复操作3~5遍,切忌用力过大。

(2)拿法:医者双手拇指与其余四指螺纹面着力,将股四头肌、腓肠肌群上下垂直捏住并提起,再慢慢放松,由近端向远端反复操作3~5遍,力量以患者耐受为度,切忌用力过大。

(3)擦法:医者右手背尺侧着力,贴于股四头肌上,通过腕关节屈伸和前臂旋前旋后的连续运动做来回擦动,120次/分,自上而下,反复操作3~5遍。

2. 点穴手法 医者拇指或食指端着力,点按膝关节周围的梁丘、血海、鹤顶、内犊鼻、外犊鼻、阳陵泉、足三里及阿是穴,缓慢加力,持续5~10 s,用中指或食指勾点委中、承山 5～10 s,以患者感觉酸胀疼痛能忍受为度,切忌用力过大。

3. 理髌手法

(1)提髌法:用一手五指协同用力抓住髌骨,另一手辅助固定,最大限度将髌骨向上提起,使之离开股骨髁关节面,反复操作 3～5 次。

(2)揉髌法:医者将掌心按压在髌骨上,做顺时针或逆时针环旋揉动,反复操作 5～10 次。

4. 调筋手法

(1)分筋法:以拇指爪甲部抵住膝关节周围的髂胫束、内侧副韧带、外侧副韧带,沿着纤维走行方向刮动 3～5 次。

(2)拨筋法:双手中指指腹分别置于腓肠肌内外侧头和腘绳肌处,做横向往返拨动 3～5 次。

5. 活动关节手法

(1)屈伸牵抖膝关节:医者一手握住患者踝部,另一手扶住膝关节,最大限度屈伸膝关节 2～3 次,然后顺势快速地牵抖膝关节。

(2)展筋法:医者一手握住患者足部,使踝关节背伸,另一手用稳力按压使膝关节伸展至患者能忍受的最大限度,并保持 5～10 s。

七、穴位注射

1. 取穴　膝眼、阳陵泉、梁丘、膝阳关。

2. 药物　当归注射液、威灵仙注射液等。

3. 操作　每次选取 2～3 穴,每穴注入药液 0.5～1 mL。

主要参考文献

[1] 彭德忠.针灸推拿与护理[M].北京:中国医药科技出版社,2016.

[2] 王富春,周丹.临床腧穴特种疗法备要[M].上海:上海科学技术出版社,2021.

[3] 王茵萍.针灸妇科治疗学[M].南京:东南大学出版社,2018.

[4] 谢萍.中医妇科外治法[M].成都:四川科学技术出版社,2018.

[5] 常小荣,刘迈兰.穴位注射疗法[M].北京:中国医药科技出版社,2019.

[6] 张立平,张允岭.海外中医优势病种治疗学[M].济南:山东科学技术出版社,2020.

[7] 胡永召,阮志华,陆润兰,等.骨伤疾病中医特色外治169法[M].北京:中国医药科技出版社,2021.

[8] 梁繁荣,常小荣.针灸学[M].3版.上海:上海科学技术出版社,2018.

[9] 王富春,李铁.临床针法备要[M].上海:上海科学技术出版社,2020.

[10] 吴绪平,彭力,周鹏.针刀医学临床诊疗与操作规范(2021)[M].北京:中国医药科技出版社,2021.

[11] 国家市场监督管理总局.中医技术操作规范 儿科 第4部分:小儿推拿疗法:GB/Z 40893.4-2021[S].2021.

[12] 吕明,顾一煌.小儿推拿学[M].2版.上海:上海科学技术出版社,2017.

[13] 王继红,龚利.推拿学[M].2版.上海:上海科学技术出版社,2019.

[14] 王金贵,付国兵.脏腑推拿治疗学[M].北京:科学出版社,2019.

[15] 赵焰.太极推拿[M].武汉:湖北科学技术出版社,2015.

[16] 孙武权,吴云川.推拿学[M].3版.北京:人民卫生出版社,2021.

[17] 吕明,顾一煌.推拿功法学[M].2版.北京:人民卫生出版社,2016.

[18] 《针灸技术操作规范第9部分:穴位贴敷》项目组.中华人民共和国国家标准(GB/T 21709.9-2008)针灸技术操作规范第9部分:穴位贴敷[J].中国针灸,2009,29(4):329-331.

[19] 赵文海,詹红生.中医骨伤科学[M].2版.上海:上海科学技术出版社,2020.

[20] 李铁浪,杨佃会.中医适宜技术[M].北京:中国中医药出版社,2021.

[21] 薄智云.腹针疗法[M].北京:中国中医药出版社,2012.

[22] 赵时碧.雷火灸疗法[M].北京:人民卫生出版社,2014.

[23] 田维柱,海英.眼针疗法[M].北京:人民卫生出版社,2014.